疼痛预防与康复丛书

总主编　王锡友　曹克刚

偏头痛

不因"偏头痛"而头痛

主　编　李焕芹　任北大

U0746022

疼痛

中国健康传媒集团
中国医药科技出版社　·北京

内 容 提 要

本书是"疼痛预防与康复丛书"之一。本书梳理…关注的偏头痛问题，用简洁、通俗的语言，以问答的形式…基础知识、偏头痛与其他类型头痛的区别、偏头痛的治疗、偏…复和偏头痛的预防等5个方面进行了系统总结和详细论述。本书旨在…被偏头痛困扰的患者及其家属客观全面地介绍偏头痛疾病的相关知识，适合基层医生、偏头痛患者及其家属阅读学习。

图书在版编目（CIP）数据

偏头痛 / 李焕芹，任北大主编 . -- 北京：中国医药科技出版社，2025. 7. -- (疼痛预防与康复丛书).
ISBN 978-7-5214-5140-5

Ⅰ . R277.772

中国国家版本馆 CIP 数据核字第 20257T4L09 号

美术编辑	陈君杞
版式设计	也　在

出版	**中国健康传媒集团** ｜ 中国医药科技出版社
地址	北京市海淀区文慧园北路甲 22 号
邮编	100082
电话	发行：010-62227427　邮购：010-62236938
网址	www.cmstp.com
规格	880 × 1230mm $^1/_{32}$
印张	6 $^1/_8$
字数	141 千字
版次	2025 年 7 月第 1 版
印次	2025 年 7 月第 1 次印刷
印刷	天津市银博印刷集团有限公司
经销	全国各地新华书店
书号	ISBN 978-7-5214-5140-5
定价	**35.00 元**

获取新书信息、投稿、为图书纠错，请扫码联系我们。

总主编简介

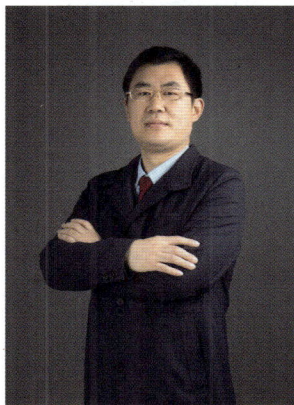

王锡友

    北京中医药大学东直门医院推拿疼痛科主任，主任医师，硕士生导师，臧福科教授全国名老中医工作室继承人，北京中医药"薪火传承3+3工程"孙呈祥教授名医工作室继承人。现任中华中医药学会疼痛学分会副主任委员兼秘书长，中华中医药学会小儿推拿外治分会常务委员，中国民族医药学会推拿分会副主任委员，中国中医药信息学会治未病分会副主任委员，中国中药协会中医药适宜技术专业委员会常务委员，北京中医药学会疼痛专业委员会主任委员，北京市中西医结合学会宫廷正骨学术研究专业委员会副主任委员，北京医师协会疼痛专科医师分会常务理事，北京中医药学会按摩专业委员会副主任委员。现任《中国医药导报》杂志编委，《北京中医药》杂志审稿专家，《中国民间疗法》杂志编委。

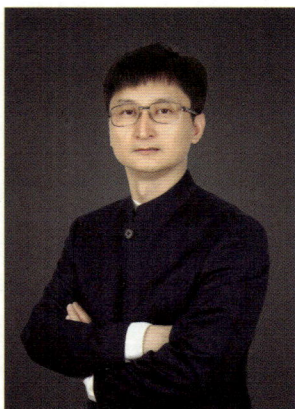

曹克刚

　　北京中医药大学博士研究生导师，博士后合作导师，北京中医药大学东直门医院中医脑病主任医师。北京市科技新星，全国优秀中医临床人才，首都中青年名中医，国家中医药管理局"青年岐黄学者"，北京中医药新时代125工程领军人才。长期从事中医药防治中风、头痛等脑系疾病的临床与基础研究。现任中国农村卫生协会中医药专业委员会副主任委员兼秘书长，世界中医药学会联合会脑病专业委员会副秘书长，中华中医药学会脑病分会常委，中华中医药学会信息学分会副秘书长，承担国家科技重大专项、国家重点研发计划、国家自然科学基金和国家科技支撑计划等多项国家级课题。

主编简介

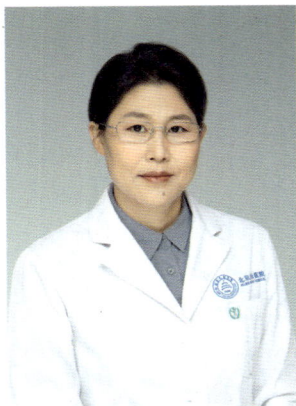

李焕芹

　　主任医师，副教授，硕士研究生导师，首都医科大学附属北京天坛医院中医科副主任（主持工作）。中华中医药学会络病分会第五届委员会常务委员，北京针灸学会第一届针药结合专业委员会副主任委员，北京中西医结学会第一届针药结合专业委员会副主任委员、国际神经修复学会第三届中国委员会中医药分会副主任委员，世界中医药联合会脑病专业委员会常务理事，中国中医药研究促进会专科专病建设分会常务理事，北京针灸学会理事，北京中医药学会仲景学说专业委员会委员。北京市中医局 - 河南省中医管理局第三期仲景国医研修班"仲景国医优秀传人"，第六批北京市级中医药专家学术经验继承人。主持完成局级课题 3 项，参与国家级及省部级课题多项，参编著作 3 部，以第一作者或通讯作者发表 SCI 及核心期刊论文 20余篇。擅长针灸中药并用治疗睡眠障碍、头痛头晕、脑血管病及后遗症、脑肿瘤、帕金森病、顽固性面瘫、各种痛症（头面痛及颈肩腰腿痛、带状疱疹神经痛等）、耳鸣耳聋、功能性消化不良、内分泌代谢紊乱、慢性疲劳状态等。强调"以人为本"，注重"辨形、辨气、辨神、辨质"全过程整体辨治。

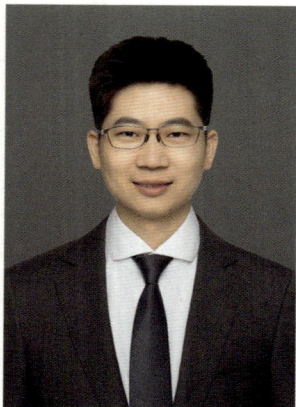

主编简介

任北大

　　北京中医药大学东直门医院主治医师，北京中医药大学中医脑病研究院助理研究员。中华中医药学会内科分会青年委员，世界中医药学会联合会内科专业委员会理事，世界中医药学会联合会经方专业委员会理事，中国中医药信息学会中医药健康大数据分会理事，中国中药协会中药发酵药物专业委员会委员等。主持国家自然基金项目 1 项，参与省部级以上课题 7 项；共发表文章 66 篇，其中第一作者/通讯作者发表 SCI 文章 5 篇、中文核心期刊论文 20 篇，入选"中国中医药临床案例成果库" 1 篇；主编/参编写书稿 8 部、科普著作 2 部；独立完成软件著作权 2 项。擅长运用中医经典理论指导临床常见病、疑难病诊治，以治疗心脑血管疾病、消化系统疾病、风湿免疫类疾病见长。

丛书编委会

总主编　王锡友　曹克刚

编　委　（按姓氏笔画排序）

王　军　　王　宾　　王　福　　王艺璇

王东峰　　见国繁　　牛宏田　　史术峰

卢明山　　任北大　　闫超群　　李京向

李建红　　李焕芹　　杨泽秋　　沈　凌

沈　潜　　宋连英　　张　红　　张　洋

张丁若　　张立苹　　张敬石　　张智海

林宝山　　国　生　　周　扬　　郑贤程

孟　薇　　赵振海　　徐佳音　　郭　伟

韩　露　　程灵芝　　熊　涛　　薛小娜

本书编委会

主　　编　李焕芹　任北大

副主编　熊　涛　王艺璇

编　　者（按姓氏笔画排序）

王艺璇（首都医科大学附属北京康复医院）

任北大（北京中医药大学东直门医院）

安玉秋（北京中医药大学东直门医院）

许颖智（北京中医药大学东直门医院）

杜帛轩（北京中医药大学东直门医院）

李焕芹（首都医科大学附属北京天坛医院）

张佩驰（北京中医药大学东直门医院）

曹克刚（北京中医药大学东直门医院）

熊　涛［北京中医药大学深圳医院（龙岗）］

本书专家委员会

序

　　疼痛，这个看似平常却影响深远的感受，正悄然侵蚀着千万人的生活质量。头痛欲裂、颈肩僵硬、腰背酸痛、神经刺痛……这些挥之不去的困扰，让简单的日常活动变得艰难，让原本的活力与笑容蒙上阴影。特别是在当下这个时代，生活节奏快、工作压力大，再加上我们国家人口老龄化趋势明显，疼痛问题越来越普遍，也越来越复杂。很多人对疼痛的认识存在误区：要么觉得"忍忍就过去了"，结果小痛拖成大病；要么过度恐慌，病急乱投医。这都反映出，我们太需要科学、系统、实用的疼痛知识普及了！

　　正因如此，当我看到这套凝聚了国内疼痛领域众多顶尖专家心血的《疼痛预防与康复丛书》时，感到由衷的欣慰和振奋。它的出版，恰逢其时，意义重大。

　　第一，这套丛书"接地气"，解决的是老百姓最常遇到的"痛点"。它没有好高骛远，而是精准聚焦在偏头痛、三叉神经痛、肩臂痛、腰背痛等最常见也最让人烦恼的疼痛问题上。这些都是我们临床工作中天天碰到，患者反复诉说的痛苦来源。丛书针对这些问题，把深奥的医学知识掰开了、揉碎了，用大家都能听懂的语言讲清楚：疼痛是怎么来的？有什么规律？日常生活中哪些习惯容易诱发？核心目标就是帮助大家"识痛""懂痛"，不再稀里糊涂地忍受。

第二，这套丛书真正抓住了疼痛防治的"牛鼻子"——"预防"与"康复"。丛书名《疼痛预防与康复丛书》就点明了精髓，不只是告诉大家病了怎么治，更强调"没痛时怎么防，有痛时怎么科学地康复"。书中提供了大量来自专家临床实践、切实可行的建议：从日常怎么坐、怎么站、怎么动，到如何识别疼痛风险、早期自己判断，再到疼痛发生后的家庭康复锻炼、减少复发的方法。这就像给大家配备了一套"健康工具箱"，让每个人都能在专业医疗之外，主动管理好自己的疼痛问题，从"被动挨打"变成"主动防御"。

第三，这套丛书架起了医患之间沟通的"桥梁"。疼痛的感受很主观，医生诊断治疗，非常依赖患者准确描述自己的情况。这套丛书普及了很多疼痛相关的医学术语和基本概念，帮助大家能更清晰、更准确地跟医生交流自己的不适。患者明白了，医生解释治疗方案也更容易，这样配合起来更顺畅，治疗效果自然更好。可以说，这套丛书是促进医患同心、共克疼痛的好帮手。

第四，这套丛书的编写团队阵容非常强大，由北京中医药大学东直门医院、中国医学科学院阜外医院等国内顶尖医疗机构的权威专家领衔。像王锡友教授、曹克刚教授等，都是各自领域的佼佼者，既有深厚的理论功底，又有极其丰富的临床经验。他们亲自执笔，确保了内容的科学性、权威性和实用性。书中的建议，不是纸上谈兵，而是经过千锤百炼的实战经验总结。

朋友们，健康是幸福生活的基础，而远离疼痛是健康的重要保障。普及疼痛防治知识，提升全民健康素养，是我们建设"健康中国"不可或缺的一环。这套《疼痛预防与康复丛书》，正是响应这一国家战略的具体行动。它不仅是饱受疼痛困扰者的"及时雨"，也是每个关爱自身和家人健康者的"枕边书"。愿这套丛书如同一盏明灯，照亮大家认识疼痛、管理疼痛的道路，帮助更多人摆脱疼痛的困扰，重拾无痛生活的自在与尊严，享受健康、充实、有品质的人生！

唐学章

中华中医药学会疼痛学分会主任委员

2025 年 5 月于北京

前　言

在现代社会的激流中，快节奏的生活、繁重的工作压力以及不可逆转的人口老龄化趋势，使得疼痛——这种无声而普遍的疾苦——正日益成为侵蚀大众健康、降低生活质量的显著威胁。偏头痛、三叉神经痛、肩臂痛、腰背痛……它们如同无形的枷锁，困扰着无数人的日常生活，消磨着生命的活力与尊严。疼痛远非简单的"不适感"，其背后隐藏着复杂的生理病理机制。然而，公众对疼痛的认知常陷入误区——或过度恐惧，或麻痹忽视。

为了系统性、科学性地普及疼痛预防与康复知识，回应社会日益增长的健康需求，助力公众掌握健康主动权，我们编写了这套《疼痛预防与康复丛书》。本丛书围绕当下最为常见、困扰人群最为广泛的疼痛问题，组织了具有较高学术素养和丰富临床诊疗经验的国内相关领域权威专家编写，从而确保了内容的科学性、实用性、前沿性与普及性的高度统一。

本丛书以问题为导向，覆盖核心痛症，突出"预防"与"康复"，重视"未痛先防"与"既痛能康"，运用深入浅出、通俗易懂的语言，系统阐释各类常见疼痛的病因、发病机制和发展规律，旨在为不同人群提供切实可行的预防策略和康复路径。从日常生活中的科学姿势、合理运动，到风险因素的识别与规避；从疼痛初起的自我评估、正确应对，到康复锻炼的实用技巧。本丛书力求引导公众走出认知误区，建立科学、理性的疼痛观，从疼痛的被动承受者转变为自身健康的积极管理者。

　　本丛书的出版得到了各分册主编的大力支持，凝聚了所有编委的心血与智慧。他们不仅是各自领域的学术翘楚和临床大家，更是怀揣医者仁心、积极投身健康科普事业的躬行者。我们谨向所有参与编写的专家致以最崇高的敬意与最诚挚的感谢，是他们的倾力奉献、严谨治学和对读者疾苦的深切共情，成就了这套丛书。

　　由于时间所限，丛书编写过程中难免有不足之处，期盼各位读者在阅读和使用过程中对丛书的不足提出宝贵意见，以便将来再版时不断完善。

编　者

2025 年 4 月

编写说明

　　偏头痛是一种常见的神经系统疾病，具有发病率高、致残性大、发作时间长、不易治愈等特点，是全球性的公共卫生问题。近年来，我国偏头痛患者的发病率呈逐年上升趋势，且逐步年轻化，给患者、家庭及社会带来沉重的心理、经济负担。然而，大多数偏头痛患者对偏头痛没有科学、理性、客观的认识，对疾病的态度存在"毫不重视"或"过度担忧"的两极分化情况，或不清楚如何对偏头痛的症状及程度进行科学有效的记录和描述，或对偏头痛的预防方法及康复护理没有正确的认知，甚至对于止痛药物过度依赖等问题，这对于偏头痛的防治和日常调护极为不利。对于偏头痛疾病而言，"未病先防，既病防变"的防治理念尤为重要。在偏头痛的治疗方面，预防偏头痛的再次发作比缓解疼痛更有意义。因此，向偏头痛患者及其家属围绕"偏头痛"展开科学防治理论和知识的普及极为重要。

　　针对这一现状，本书系统梳理了临床上大家普遍关注的偏头痛问题，针对偏头痛疾病本身、偏头痛与其他疾病的联系和鉴别、中西医对偏头痛发病机制的认识及治疗方案、日常生活中运用非医疗手段进行偏头痛的预防调护等重点内容，用简洁、通俗的语言进行了系统的总结和详细的论述。在本书的编撰过程中，邀请了中西医领域头痛专家对本书问题和答案进行审核并提出修订意见，经编委们修改后确定最终内容。

本书中提及的中药、中成药及止痛药物仅作科普之用，患者切勿自行服药，以防危害自身健康安全。相信医患共同携手，定能给偏头痛患者带来更大福音！

编　者

2025 年 3 月

第一章

偏头痛的基础知识

第二章

偏头痛？还是其他相关疾病？这可要分清

第三章

得了偏头痛怎么办

第四章

偏头痛的康复

第五章

偏头痛的预防

第一章

偏头痛的基础知识

什么是偏头痛？一侧头痛就是偏头痛吗？

偏头痛发作有哪些阶段？

偏头痛具体有哪些表现？

偏头痛常见吗？

偏头痛有哪些危害？

......

❓001

什么是偏头痛？一侧头痛就是偏头痛吗？

　　偏头痛是一种常见的神经系统疾病，属于原发性头痛的一种，也可继发于其他疾病，临床特征表现为反复发作性的、以单侧或双侧的中重度搏动性疼痛为主的头痛，通常持续4~72小时，发作时通常会伴随恶心、呕吐、畏光和畏声等症状。部分患者在偏头痛发作前会出现一些先兆症状，如眼前闪光或出现暗点、肢体表面皮肤出现针刺感或麻木感、语言不利等（图1-1）。

　　值得注意的是，大家常把单侧的头痛误认为偏头痛，但实际上，并非只有偏头痛会出现单侧头痛，而偏头痛也不只会表现为单侧头痛，部分偏头痛患者也会表现出双侧的头痛。因此当发现自己有单侧头痛发作时，请勿自行诊断或服药，应该及时就医，寻求医生帮助，听从专业医护人员的意见。

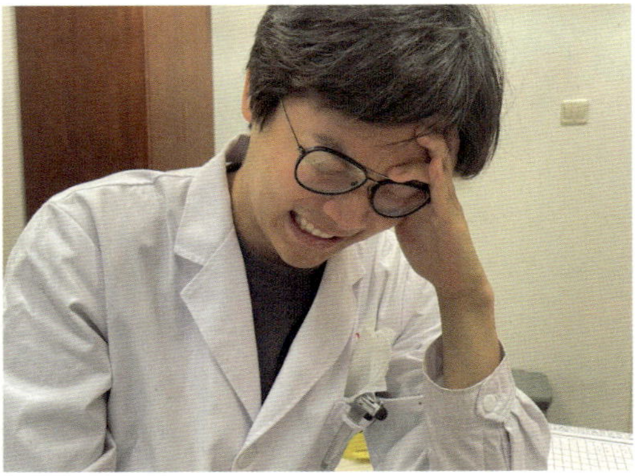

图1-1　偏头痛症状示意图

？002

偏头痛发作有哪些阶段？

　　偏头痛是一种发作性疾病，可分为急性期和间歇期。而急性期又可以根据临床表现分为前驱期、先兆期、头痛期和恢复期四个阶段（图 1-2）。但并非所有患者每次发作均会具有以上四个阶段，可能仅有先兆症状而无头痛，或未发生先兆症状而出现头痛。而且不同时期的症状可能会有重叠。

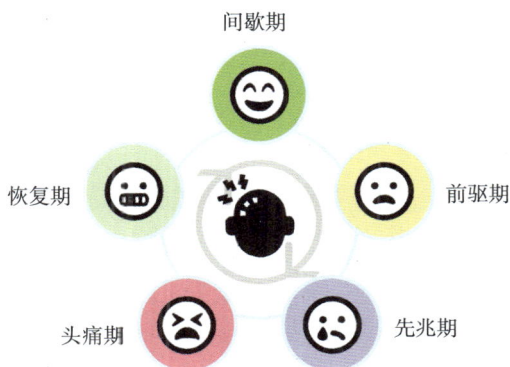

图 1-2　偏头痛的分期

❓003

偏头痛具体有哪些表现？

偏头痛间歇期时患者可以无特殊临床表现，急性期的四个阶段会有不同的临床表现。

1 前驱期

前驱期是指偏头痛发作前的阶段，通常持续数小时至 2 天，常常可表现为心烦易怒、神疲乏力、嗜睡懒动、频繁哈欠、食欲改变、颈项僵硬及头晕恶心等不适症状（图 1-3）。

2 先兆期

先兆期是指偏头痛发作前出现可逆的局灶性脑功能异常症状的阶段，通常持续 5~30 分钟，一般不超过 1 小时。该阶段症状主要表现在视觉先兆、感觉先兆、语言先兆三个方面，其中以视觉先兆最为常见，主要表现为闪光和暗点。其次为感觉先兆，多表现为在肢体头面部皮肤出现针刺感、麻木感或蚁行感。语言先兆即言语障碍，在先兆症状中并不常见。除此之外，还有运动先兆，表现为肢体力量减弱、身体乏力等，极少数患者会出现脑干先兆，可表现为复视、眩晕、耳鸣、共济失调等症状（图 1-4）。

3 头痛期

头痛期即偏头痛发作时期，症状常表现为中重度的单侧或双侧的搏动性疼痛，同时可伴有恶心呕吐、畏光畏声、头晕以及颈项强痛等伴随症状（图 1-5、图 1-6）。成年人头痛期一般可持续 4~72 小时，儿童及青少年头痛期适当缩短，多持续 2~48 小时。头痛期的症状比较严重，经常会影响患者正常的工作学习生活。

4 恢复期

恢复期主要指头痛症状开始消失直到完全恢复至常人状态的这段时期。大部分患者存在恢复期，常表现为疲乏、嗜睡、易怒、注意力不集中等症状（图 1-7）。

当出现某一症状贯穿急性期的情况时，如头晕等症状，不必感到惊慌，急性期症状多数会随着头痛的消失而逐渐缓解。若出现头痛发作结束后某一症状长时间得不到缓解，应重视，及时就医。

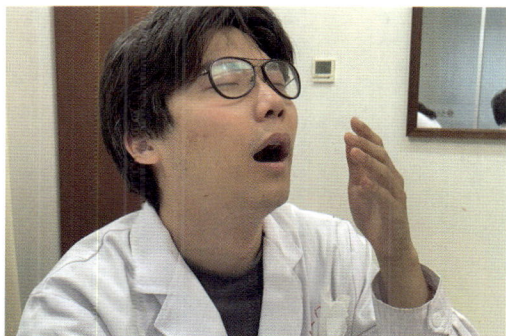

图 1-3　前驱期：打哈欠，困倦状态

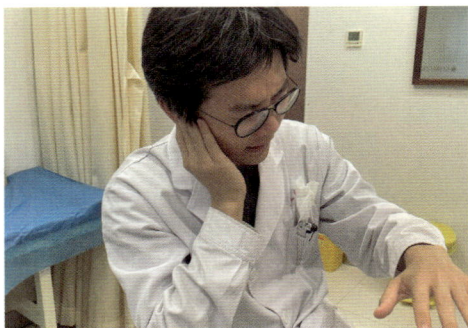

图 1-4　先兆期：眼花耳鸣、单侧手脚麻

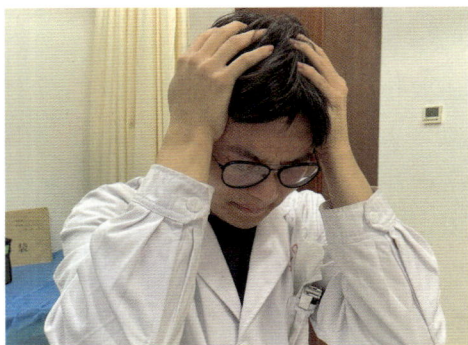

图 1-5　头痛期：头单侧或双侧中重度疼痛

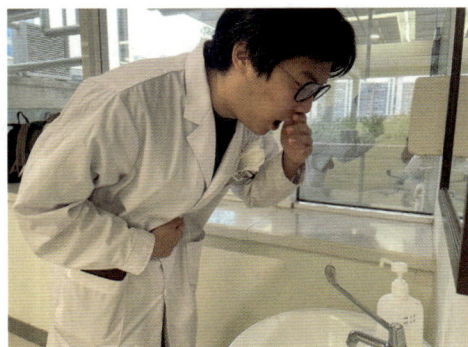

图 1-6　头痛期常见伴随症状：恶心呕吐

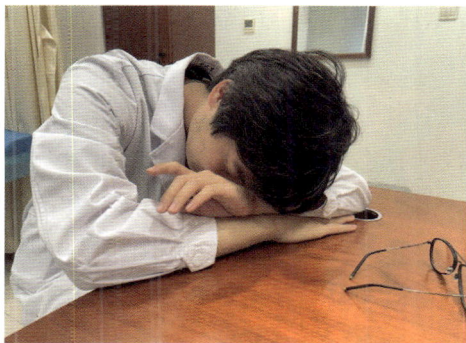

图 1-7　发复期：卧床或伏案酣睡休息状

❓004

偏头痛常见吗？

首先可以肯定的是偏头痛十分常见。偏头痛是一种临床十分常见的慢性神经血管性疾病，被世界卫生组织列为全球第二大致残性神经系统疾病和第三大流行疾病，在全球范围内超过 10 亿人受其影响，困扰着全世界约 15% 的人口。我国偏头痛的年患病率为 9%，几乎每 11 名中国人就有 1 名偏头痛患者。但事实上，目前我国偏头痛患者存在就诊率和正确诊断率偏低的问题，因此实际偏头痛患者人数可能会更多。

偏头痛一病自古恒有，诸多医学古籍早有记载。在《灵枢·厥病》篇中就已经有了用针灸治疗偏头痛的记载："头半寒痛，先取手少阳、阳明，后取足少阳、阳明。"金元时期，

《圣济总录》中已经把偏头痛病作为单独的病种进行论述，并指出："邪客阳经，其经偏虚，邪凑一边，痛连额角，故谓之偏头痛。"虽然当时偏头痛的定义与现今有所差异，但不难发现偏头痛在我国有着悠久的存在历史。

所以得了偏头痛之后，患者不必感到紧张害怕。尽管有些患者会认为自己的偏头痛症状十分独特，例如遇寒加重、太阳照射加重等，但在偏头痛长期流行以致患病人群巨大的背景下，很多症状在偏头痛患者人群中其实十分常见，因此偏头痛患者要摆正心态，切勿消极治疗。偏头痛并不是罕见病，更不是绝症。我国有丰富的偏头痛治疗经验可以借鉴，通过积极治疗，完全可以达到控制偏头痛发作的效果。

知识链接

中医四大经典——《灵枢经》

《灵枢经》，简称《灵枢》，医经著作，分 9 卷，共 81 篇，故又称《九卷》。因为其内容多为针灸经腧、人体经脉骨度等可以指导针灸临床的内容，故又名《针经》。《灵枢经》成书于春秋战国及两汉时期，为古代医者托黄帝之名所作。该书与《素问》为姊妹篇，二者合而为《黄帝内经》。《黄帝内经》是中医四大经典（《黄帝内经》《难经》《伤寒杂病论》《神农本草经》）之一，对后世影响深广。

? 005

偏头痛有哪些危害？

1 对身体健康的危害

偏头痛是一种神经血管性疾病，对健康的损害也主要体现在神经和血管方面。首先，偏头痛患者因为疼痛的原因经常伴有不同程度的失眠，导致白日精神不振、注意力不集中、乏力疲惫等问题，且长期失眠对于心脑血管而言也具有很大的危害。其次，偏头痛本身对于心脑血管也有不良影响。有研究表明，偏头痛和脑血管病发病相关，在偏头痛患者中脑小血管病、认知损害及脑卒中的发生均常见。再者，偏头痛对于患者心理健康有很大的影响。偏头痛患者常常伴有焦虑抑郁或急躁等情志问题，情志不畅无论是对于疾病恢复，或是对于身体健康都有负面影响。

2 对个人生活的危害

偏头痛对日常生活影响极大，尤其在偏头痛急性发作期间。偏头痛发作时剧烈的疼痛使得偏头痛患者不得不停止正常活动，如暂停学习或工作、放弃正常体育运动，甚至必须卧床休息，以求症状的缓解。这对偏头痛患者的日常生活造成了极大的不便。反过来，偏头痛患者在日常工作学习生活中，长期处于对偏头痛突然发作的恐惧、紧张状态中，使其不愿意参加社会和集体活动，从而影响患者正常的社交。且偏头痛还会影响患者的心情，使其变得烦躁易怒，以至于影响家庭和谐，对亲属情感造成一定的伤害。总而言之，偏头痛大大降低了健康相关生活质量。此外，要再次呼吁偏头痛患者家属要用从容、包容的心态，关注患者情绪和心理，与患者共同积极地面对偏头痛。

3 对家庭社会的危害

偏头痛患者的长期紧张焦虑，会导致其变得情绪异常、心烦易怒，因而导致偏头痛患者在家庭生活中更容易与亲近的家人发生争吵。此外，当偏头痛发生剧烈发作时，偏头痛患者会暂时几乎丧失自理能力，必须依靠家人的陪护照料。这意味着偏头痛不仅会影响到患者的正常生活工作，也会间接影响到其家庭成员的正常工作生活；且偏头痛患者就医花费巨大，直接导致了患者家庭的经济能力下降，造成了严重的家庭负担。

对社会的影响也是如此。偏头痛患者多为青年劳动力人群，而偏头痛会大大降低患者的工作效率，生产能力的下降会造成一定的经济损失。此外，大量偏头痛患者就医，也对社会造成不小的医疗负担。数据表明，我国每年因偏头痛造成的直接经济花费竟可高达 3317 亿元。虽然如此，但患者患病后不可忌疾讳医。目前偏头痛治疗正在向廉价有效的方向发展，在国家医保政策的大力支持下，偏头痛的个人治疗费用并不高昂，易于接受。

偏头痛的危害
1. 诱发严重脑血管及心理疾病。
2. 兴趣爱好减少、影响患者的生活热情和社交。
3. 造成一定的经济负担。

？006

偏头痛对我们"有百害而无一利"吗？

　　长期以来，我们将偏头痛看作是一种伤害性的症状，但有研究表明，偏头痛发作的许多因素，以及偏头痛发作本身，都有保护和修复大脑的作用，在维持神经功能的完整性方面发挥着关键作用。在偏头痛发作过程中释放的一些活性物质以及脑源性神经营养因子，具有刺激神经发生、防止细胞凋亡的作用。虽然偏头痛具有一定保护作用，但是这些保护作用都是在其已造成伤害的基础上产生的。因此，发生偏头痛后务必及时就医。

此外，这也提示预防偏头痛的发生比止痛更有治疗意义。因此我们在发生偏头痛时不仅要关注偏头痛本身，更要注重引起偏头痛发作的原因，并在日后的生活中尽量规避。

？007

偏头痛是怎样发作的？

偏头痛的发病机制目前尚不完全清楚，但有关偏头痛的发病机制的假说比较多，主要涉及血管、神经通路、神经递质、自主功能、离子通道等方面，目前比较公认的是"皮质扩散抑制""三叉神经血管学说"和"炎症介质学说"。大致可将偏头痛的发病机制总结为：皮质扩散抑制是一种在神经元和胶质细胞中自发传播的去极化脑电波，和能量代谢和脑血流的变化有关，会导致偏头痛先兆症状的发生，并且可能会激活三叉神经血管系统，从而将痛觉信号传递至脑干、丘脑和大脑皮层等高级中枢，并促进多种血管活性物质的释放，使血管扩张、通透性增加并引起神经源性炎症，共同导致偏头痛发作；同时各种炎症细胞因子的释放也会进一步促进偏头痛的发作。目前的偏头痛治疗药物多是在这些学说的基础上研发的，临床上有较好的疗效。

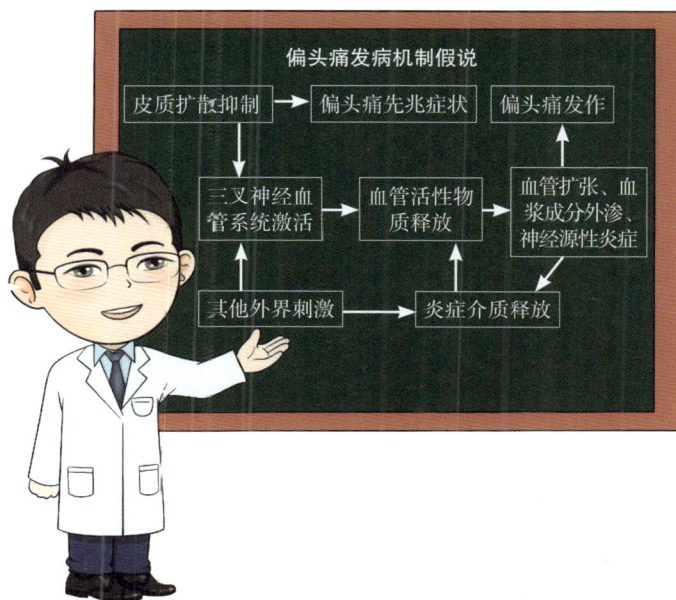

偏头痛发病机制假说

? 008

偏头痛有哪些类型？

偏头痛主要可以分为无先兆偏头痛、有先兆偏头痛、慢性偏头痛、偏头痛并发症、与偏头痛相关的周期综合征，以及其他特殊类型偏头痛（图1-8）。

1 无先兆偏头痛

无先兆偏头痛又叫普通型偏头痛，所占比例最高，约80%的偏头痛属于无先兆偏头痛，其特点是没有明显的先兆期和先兆症状而出现单侧或双侧太阳穴附近及眼眶周围的搏动性疼痛。

2 有先兆偏头痛

占比第二高的是有先兆偏头痛，约10%，其最大的特点是头痛发作之前有明显的先兆期和先兆症状，如眼前出现暗点、眼前发黑、半边肢体麻木等，继而出现与无先兆偏头痛相似的头痛症状。

3 慢性偏头痛

慢性偏头痛是指在无药物过量情况下，持续超过3个月每月发作≥15天的偏头痛。

4 偏头痛并发症

偏头痛并发症主要有4个。

❶ 偏头痛持续状态，即发作持续时间超过72小时、程度较重、引起患者的日常活动能力下降的偏头痛。

❷ 不伴脑梗死的持续先兆，是指先兆症状持续时间超过1周且经头颅CT或MRI检查无异常发现者。

❸ 偏头痛性脑梗死，指在典型的有先兆偏头痛发作过程中发生脑梗死。

❹ 偏头痛性癫痫，即偏头痛先兆诱发的痫样发作，是指

偏头痛患者先兆期间或发作后 1 小时内发生的痫样发作。

5 与偏头痛相关的周期综合征

与偏头痛相关的周期综合征，又称儿童周期综合征，以儿童多见，成人亦可出现，可表现为反复发作的腹痛、腹部不适、恶心或呕吐、反复发作性的眩晕。当发生于 1 岁以内的婴幼儿时，可表现为反复发作的头部向一侧倾斜。

6 其他特殊类型偏头痛

其他特殊类型偏头痛包括月经性偏头痛和前庭性偏头痛，虽然称为其他特殊类型偏头痛，但现实中患病人群并不少。尤其是月经性偏头痛，即在经期或经期前后发生的偏头痛，临床

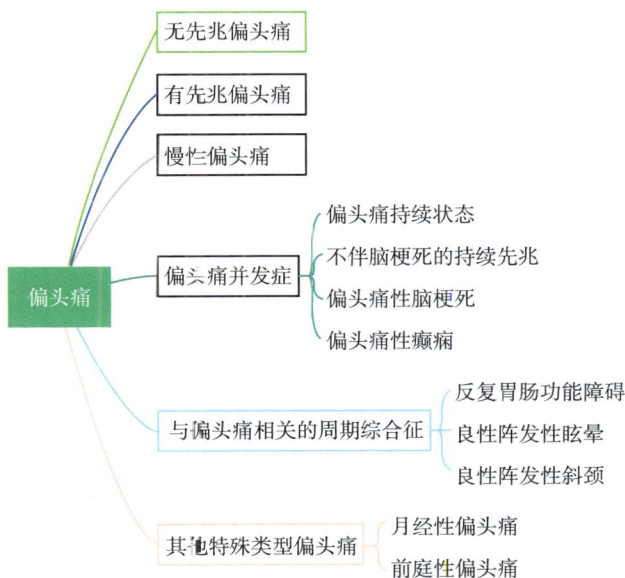

偏头痛
- 无先兆偏头痛
- 有先兆偏头痛
- 慢性偏头痛
- 偏头痛并发症
  - 偏头痛持续状态
  - 不伴脑梗死的持续先兆
  - 偏头痛性脑梗死
  - 偏头痛性癫痫
- 与偏头痛相关的周期综合征
  - 反复胃肠功能障碍
  - 良性阵发性眩晕
  - 良性阵发性斜颈
- 其他特殊类型偏头痛
  - 月经性偏头痛
  - 前庭性偏头痛

图 1-8 偏头痛分类

上有大量女性偏头痛患者报告偏头痛与月经的关系密切。前庭性偏头痛常表现为自发的头晕恶心，可因头部运动而加重，且在头晕时常有偏头痛伴随发作。

❓009

偏头痛与风邪、寒邪有什么关系？

偏头痛在中医属于"头痛""头风"范畴，根据其发病特点、疼痛性质和部位的不同，命名也有不同，如"头风""偏头痛""偏正头风""风头痛""偏头风""头偏痛"等。

在中医经典古籍中对寒邪所致偏头痛的病因病机早有记载。《素问·奇病论篇》中记载："当有所犯大寒，内至骨髓，髓者以脑为主，脑逆故令头痛，齿亦痛，病名曰厥逆。"《难经·六十难》中记载："手三阳之脉受风寒，伏留不去者，则名厥头痛，入连在脑者，名真头痛。"李东垣与《难经》持相同观点："上部伤于风寒，而经络受寒，则令人头痛不已，或者因风寒邪气羁留于阳经，此二者都可引发偏正头痛。"

由此可见，风寒之邪侵犯人身，留伏经脉，以致气滞血瘀，瘀阻经脉，不通则痛而发偏头痛，病位在头之经脉，其症状特点为头痛遇寒发作或加重、畏寒怕冷、手足逆冷、大便溏泻、舌淡苔白、脉沉迟。

然而不只风寒之邪可以诱发偏头痛，风热、风湿均可引起头痛。《济生方·头痛论治》载："凡头痛者，气血俱虚，风寒暑湿之邪，伤于阳经，伏留不去者，名曰厥头痛。盖厥者逆也，逆壅而冲于头也。"指出内伤气血，外感风寒暑湿邪气则会引发头痛。

外感风热，上扰清空，使头之经脉气血涌动，如釜中沸水，使经脉不安随气血而涌，则见头胀痛、跳痛，甚至头痛欲裂，同时伴有身热汗出、口渴欲饮、面红目赤、舌红苔黄、脉数；外感风湿，蒙蔽清阳，似大雾昏蒙，则头痛如裹，肢体沉重，似无形之物包裹在头和四肢，使之沉重昏蒙，同时伴有食欲下降、小便不利、大便黏腻或不成形，舌淡苔白腻，脉沉濡。

知识链接

何为外感六淫

六淫，又称六邪，即风、寒、暑、湿、燥、火六种外感病邪的统称，中医理论认为六淫是本身就存在于自然界中的可以侵犯人体导致疾病的六种邪气，因其唯由外感致病，故又称外感六淫。淫者，过也，犹侵也，有太过、浸淫之意，引申为不正之邪气。外感六淫致病，其特点也各有不同（图1-9）。

（1）风为阳邪，其性开泄，易伤阳位，善行而数变，为六淫之首、百病之长。

（2）寒为阴邪，其性凝滞收引，最伤阳气。

（3）暑为阳邪，其性炎热，又多夹湿，易扰心神、耗气伤津。

（4）湿为阴邪，其性趋下、黏滞重浊，易袭阴位，易伤阳气、阻滞气机。

（5）燥性干涩，最易伤肺，最伤津液。

（6）火为阳邪，其性燔灼趋上，易生风动血、扰动心神、耗气伤津，常引起疮痈等病。

六淫邪气既可单独侵袭人体，又可多个邪气相兼共同侵犯人体而致病。且六淫邪气之间在特定情况下，常可以相互转化。

值得注意的是，临床中因脏腑功能失调导致的疾病，也常常表现出类似外感六淫的症状，尤以风、寒、湿、燥、火为主，因其并非外感而是源自体内，故称为内风、内寒、内湿、内燥、内火，合称为"内生五邪"。暑病只有外感，没有内生。内生五邪与外感六淫常相互影响，致病表现有相似之处。

风邪	寒邪	暑邪
1. 轻扬开泄 2. 善行数变 3. 风胜则动 4. 百病之长	1. 寒易伤阳 2. 寒主凝滞 3. 寒性收引	1. 暑性炎热 2. 耗气伤津 3. 暑易夹湿

湿邪	燥邪	火邪
1. 湿为阴邪，阻碍气机、易伤阳气 2. 湿性重浊黏滞 3. 湿性趋下	1. 燥易伤津 2. 燥易伤肺	1. 火性燔灼趋上 2. 生风动血 3. 扰动心神 4. 耗气伤津

图 1-9　外感六淫

？010

偏头痛是经络的问题还是脏腑的问题？

1 偏头痛与经络的关系

《素问·缪刺论篇》中说道："夫邪客于形也，必先舍于皮毛，留而不去，入舍于孙脉，留而不去，入舍于络脉，留而不去，入舍于经脉，内连五脏，散于肠胃。"可见疾病之始生，必由外及经络而后至脏腑。偏头痛是因经络气血亏虚，六淫之风寒湿热邪气由表侵入经络，伏藏其中，随外邪或内因引动而发作。人体经络之气血左右分布不同，在头面亦是如此，邪气犯于经络时藏伏于偏虚一侧，故偏头痛常常表现为单侧疼痛。因此，可以很肯定地说，偏头痛与经络密切相关。

偏头痛典型表现为单侧或双侧搏动性疼痛，然而其疼痛部位又可细分为前额、颞部、后枕部及颠顶，这正与经络之循行相合。在人体十二正经中，共有 7 条经络经过头面，分别是手三阳经、足三阳经及足厥阴经。著名医家张从正在《儒门事亲》中写道："夫头痛不止，乃三阳之受病也，三阳者各分部分。头与项痛者，是足太阳膀胱之经也。攒竹痛，俗呼为眉棱痛者，是阳明经也。额角上痛，俗呼为偏头痛者，是少阳经也。"正所谓"内有经络，外有部位，部位者，经络之外应也"。《冷庐医话·头痛》更指出："头痛，属太阳者，自脑后上至颠顶，其痛连项；属阳明者，上连目珠，痛在额前；属少阳者，上至两角，痛在头角。以太阳经行身之后，阳明经行身之前，少阳经行身之侧。厥阴之脉，会于颠顶，故头痛在颠顶。太阴、少阴二经，虽不上头，然痰与气逆壅于膈，头上气不得畅而亦痛。"简明扼要地点明了头痛部位与经脉循行息息相关，也为后世医家治疗偏头痛提供了辨证依据和临床指导（图1-10）。

外圈为阴经，内圈为阴经，二者互为表里

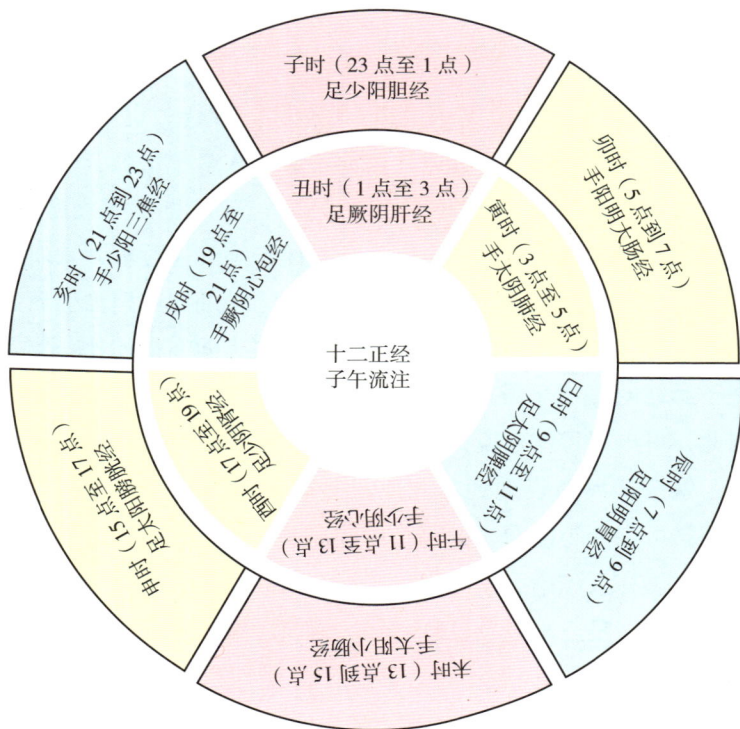

图1-10　十二正经循行顺序

2 偏头痛与脏腑的关系

除经络之外，五脏对偏头痛的影响也不可小觑。五脏即心、肝、脾、肺、肾，其中肝、脾、肾对偏头痛影响最显著，主要体现在由内伤所致偏头痛中。内伤头痛的病因不外乎情志、饮食、劳累及先天禀赋。

长期精神紧张焦虑，情志不畅，则肝郁化火，上扰清空；或暴怒闷气惹动肝阳，风肝上亢，扰动清空，则偏头痛性质常表现为胀痛或跳痛。若兼眩晕耳鸣则多为肝阳上亢所致，若兼口干口苦胁痛则多从肝郁化火而来，二者脉象均可表现为弦脉，肝郁化火证脉象可兼数脉。

饮食不节制，暴饮暴食，偏嗜高糖高油，以致脾胃损伤，则痰湿内生，久而酿成痰火，痰湿阻隔清阳，痰火上扰清空，即成头痛。痰湿所致偏头痛多表现为头沉重而痛；痰火所致者既可表现为沉痛，也可表现为跳痛，取决于痰与火的偏盛。且脾胃内伤，还可导致气血生化乏源，清阳不升，气血不能上养脑窍，也可发作头痛，此种疼痛并不剧烈，多为隐隐作痛。

此外，由于年老、久病或纵欲所致气血不足、肾虚精亏；或久病入络，瘀血阻痹头部脉络，清窍失养，也均可导致头痛。瘀血所致者多为局部刺痛为主。

另外，现代医学研究发现，心脏的卵圆孔未闭也有可能导致偏头痛发作。

知识链接

十二正经

十二正经，又称十二经脉，是人体手、足三阴三阳共十二条主要经脉的合称。据《灵枢·经别》篇中记载：

"夫十二经脉者，人之所以生，病之所以成，人之所以治，病之所以起，学之所始，工之所止也。"由此可见十二经脉在人体的生理、病理乃至治疗中都有着不可或缺的地位。经络学说认为，十二经络是人体运行气血的主要通道，可以联络脏腑与四肢，起到濡养周身的作用。

十二经络包括手太阴肺经、手阳明大肠经、足阳明胃经、足太阴脾经、手少阴心经、手太阳小肠经、足太阳膀胱经、足少阴肾经、手厥阴心包经、手少阳三焦经、足少阳胆经和足厥阴肝经。

上述顺序也是经络循行的顺序，自手太阴肺经开始，循行一周后又归于肺经，手阴经与手阳经相交于指端，手阳经与足阳经相交于头面，足阳经与足阴经相交于趾端，足阴经与手阴经相交于胸腹内，周而复始，环流不息。其循行方向总结如下："手之三阴从胸走手，手之三阳从手走头，足之三阳从头走足，足之三阴从足走腹到胸。"

在十二正经中存在着表里关系，即太阴与阳明互为表里，少阴与太阳互为表里，厥阴与少阳互为表里。经络表里，脏腑相连，故而互为表里的经络在生理功能上相辅相成，在病理上也可相互影响。

经络循行及辨证

1. 手太阴肺经

手太阴经内属于肺，为多气少血之经，是主肺所生病。肺者，气之本，司呼吸，主通调水道。

　　手太阴肺经病症多为经络循行部位异常以及肺脏功能失调，具体表现为：肺胀，咳喘，胸部满闷，缺盆中痛，肩背痛，或肩背寒，少气，洒淅寒热，自汗出，臑臂内前廉痛，掌中热，小便频数或色变等（图1-11）。

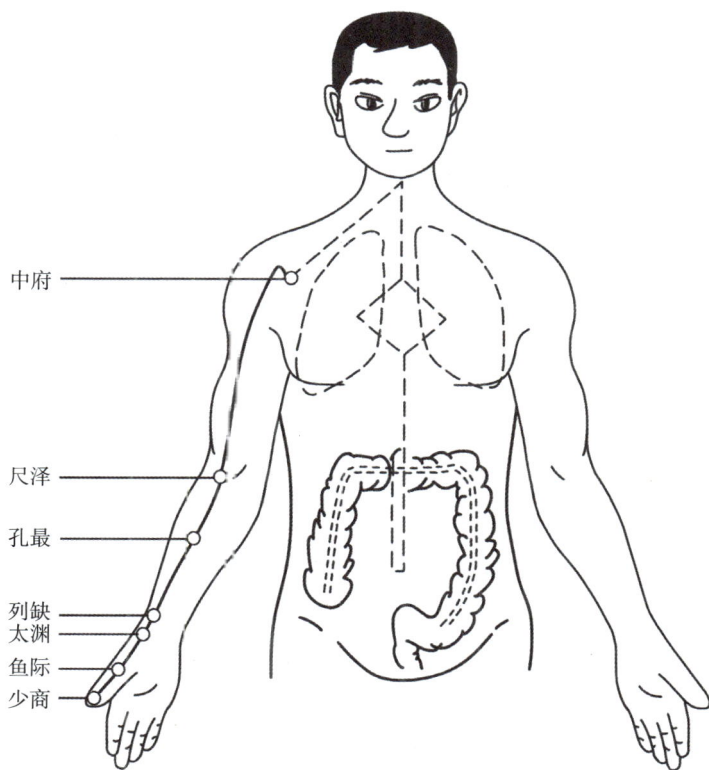

中府

尺泽

孔最

列缺
太渊
鱼际
少商

图1-11　手太阴肺经循行图

2. 手阳明大肠经

　　手阳明经内属于大肠，为多气多血之经，是主津液所生病。大肠者，传道之官，变化出焉，禀燥化之气。

津液，可以滋养脏腑，维持脏腑功能，保持九窍滋润、关节滑利，又可充养骨髓和脑髓。

手阳明大肠经病症多为经络循行部位异常以及大肠燥化传导功能的失调，具体表现为：齿痛，颈肿，咽喉肿痛，鼻衄，目黄，口干，肩臂前侧疼痛，拇指和食指二指疼痛或活动障碍（图1–12）。

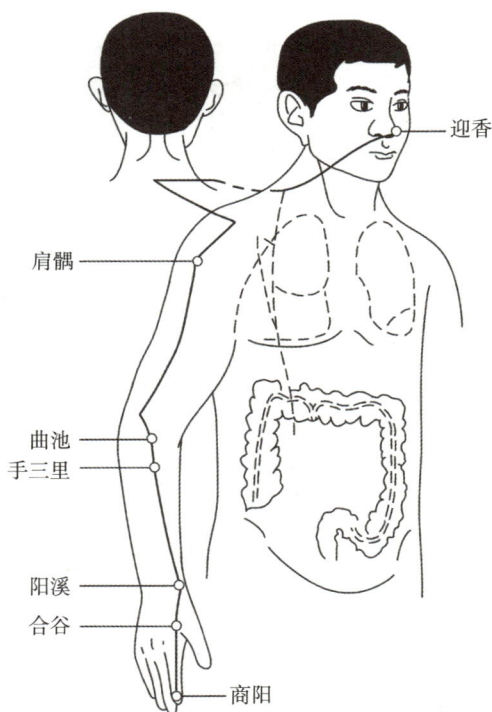

图 1–12　手阳明大肠经循行图

3. 足阳明胃经

足阳明经内属于胃，为多气多血之经，是主血所生病者。胃与脾脏功能关系密切，常以脾胃同称，脾胃者，仓廪之官，胃主腐熟消化食物，主降浊，与脾共为气血生化之源。

足阳明胃经病症多为经络循行部位异常、津液以及胃腑功能的失调，具体表现为：壮热汗出、头痛颈肿、咽喉肿痛、齿痛，或口角歪斜，鼻流浊涕，或鼻衄，警惕狂躁，或消谷善饥，脘腹胀满，或膝腹肿痛，胸乳部、腹股部、下肢外侧、足背、足中趾等多处疼痛，足中趾活动受限（图1-13）。

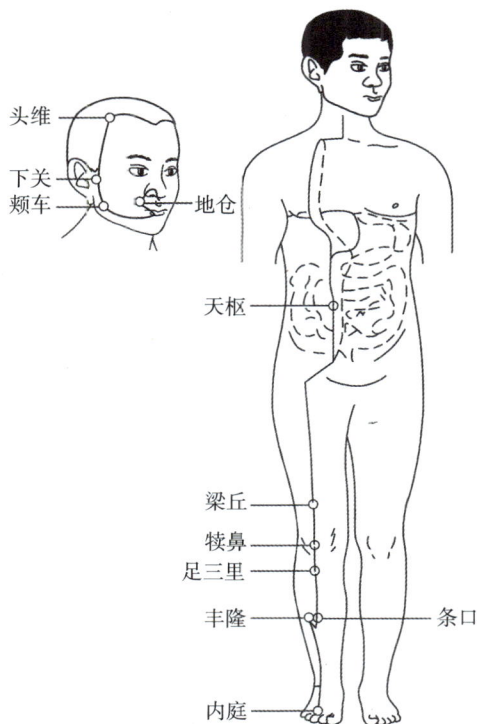

图1-13 足阳明胃经循行图

4. 足太阴脾经

　　足太阴经内属于脾，为多气少血之经，是主脾所生病者。脾与胃腑功能关系密切，常以脾胃同称，脾胃者，仓廪之官，脾主运化食物水饮，主升清，与胃共为气血生化之源。

　　足太阴脾经病症多为经络循行部位异常以及脾脏功能的失调，具体表现为：舌根发僵或疼痛，食后呕吐，胃脘疼痛，腹胀，易打嗝，排便排气后疲惫，身体沉重乏力，活动不利，心烦，心下急痛，大便性状改变，股膝内侧肿，足大趾活动不利（图 1-14）。

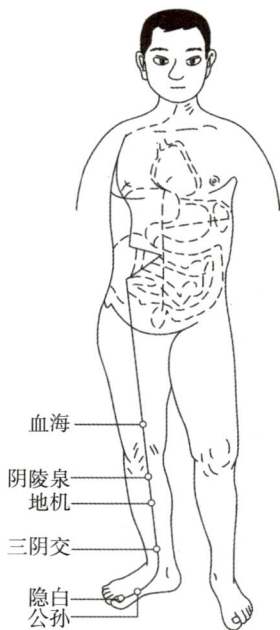

血海
阴陵泉
地机
三阴交
隐白
公孙

图 1-14　足太阴脾经循行图

5. 手少阴心经

手少阴经内属于心，为多气少血之经，是主心所生病者。心者，君主之官，神明出焉。

手少阴心经病症多为经络循行部位异常以及心脏功能的失调，具体表现为：心胸烦闷疼痛，咽干，渴而欲饮，目黄，胁痛，桡臂内侧后缘痛厥，掌心发热（图1-15）。

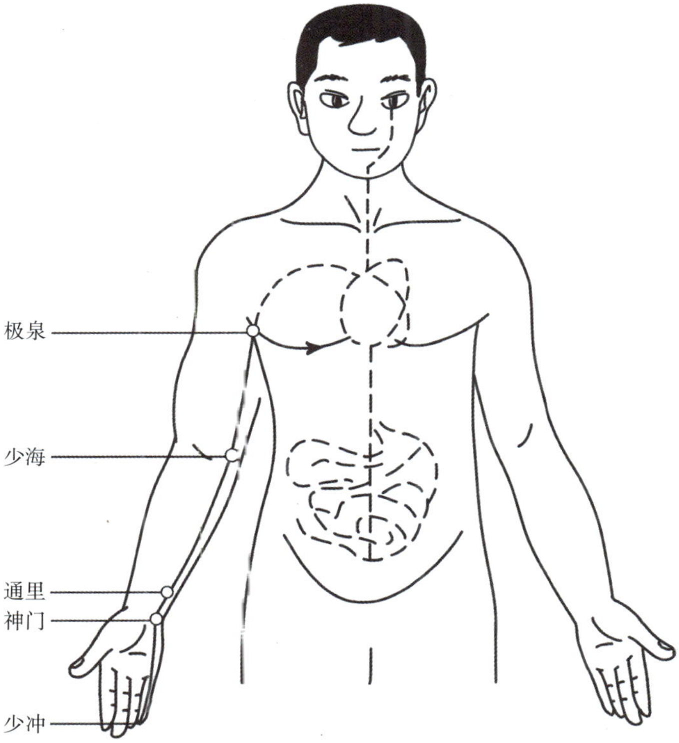

图 1-15　手少阴心经循行图

6. 手太阳小肠经

手太阳经内属于小肠，为多血少气之经，是主液所生病者。小肠者，受盛之官，化物出焉，能分清泌浊。液者为津液中流而不行者，具有润滑、稠厚、流动性小的特点，有润泽皮肤、润滑关节、补益脑髓的功用。

手太阳小肠经病症多为经络循行部位异常、津液以及小肠功能的失调，具体表现为：耳聋，目黄，咽痛，肩似拔，臑似折，颈项肩臑肘臂外后廉痛（图1-16）。

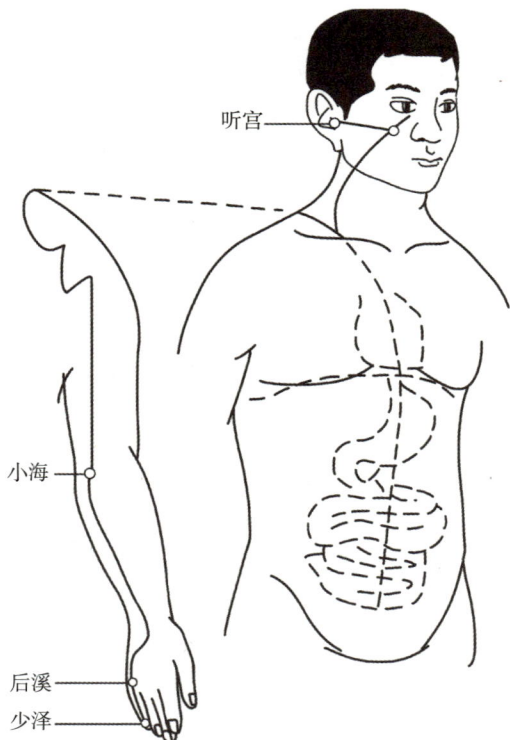

听宫

小海

后溪
少泽

图1-16　手太阳小肠经循行图

7. 足太阳膀胱经

足太阳经内属于膀胱，为多血少气之经，是主筋所生病者。膀胱者，州都之官，津液藏焉，气化而能出焉，有贮存尿液及排泄尿液的功能。筋能连接骨节，协调运动，可以约束和保护骨节肌肉等运动器官（图1-17）。

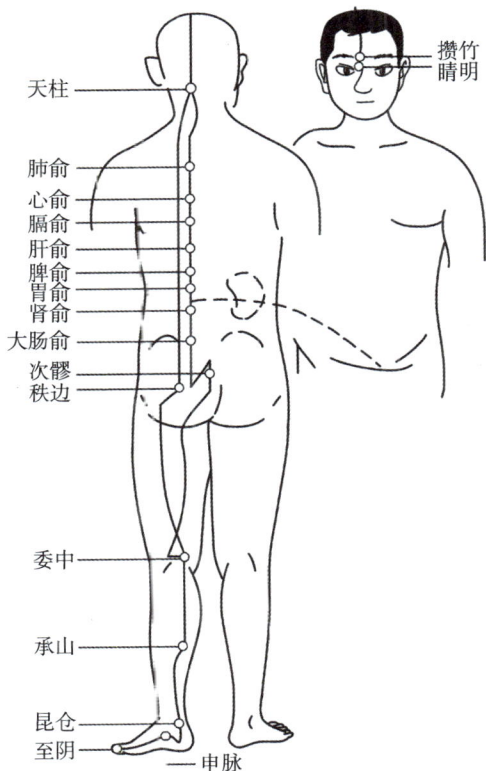

图 1-17 足太阳膀胱经循行图

足太阳膀胱经病症多为经络循行部位异常、筋以及膀胱功能的失调，具体表现为：发热，恶风寒，鼻塞流涕，头痛，项背强痛；目似脱，项如拔，腰似折，腘如结，踹如裂，癫痫，狂证，疟疾，痔疮，腰脊、腘窝、腓肠肌、足跟和小趾等处疼痛和活动障碍。

8. 足少阴肾经

足少阴经内属于肾，为多气少血之经，是主肾所生病者。肾者主蛰，封藏之本，受五脏六腑之精而藏之，主水液代谢（图1-18）。

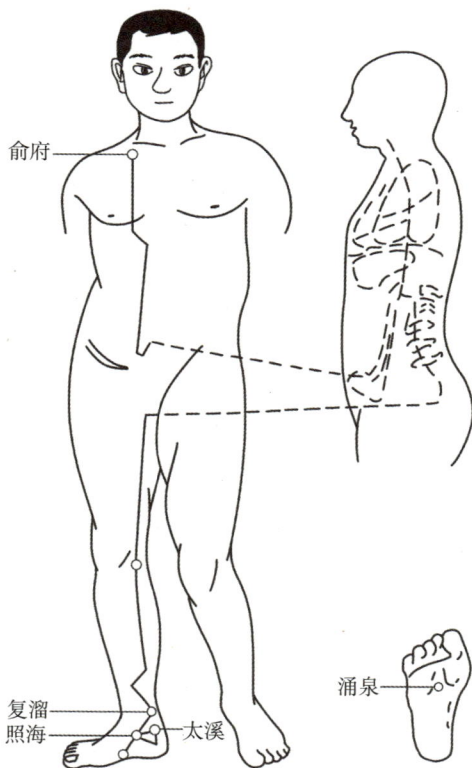

图1-18 足少阴肾经循行图

　　足少阴肾经病症多为经络循行部位异常以及肾脏功能的失调，具体表现为：口热舌干，咽肿上气，嗌干及痛，心烦心痛，黄疸，肠澼，脊股内后廉痛，痿厥，嗜卧，足下热而痛。

9.手厥阴心包经

　　手厥阴经内属于心包，为多血少气之经，是主脉所生病者。心包者，臣使之官，喜乐出焉，主神志变化，有代君（心）受邪的作用（图1-19）。

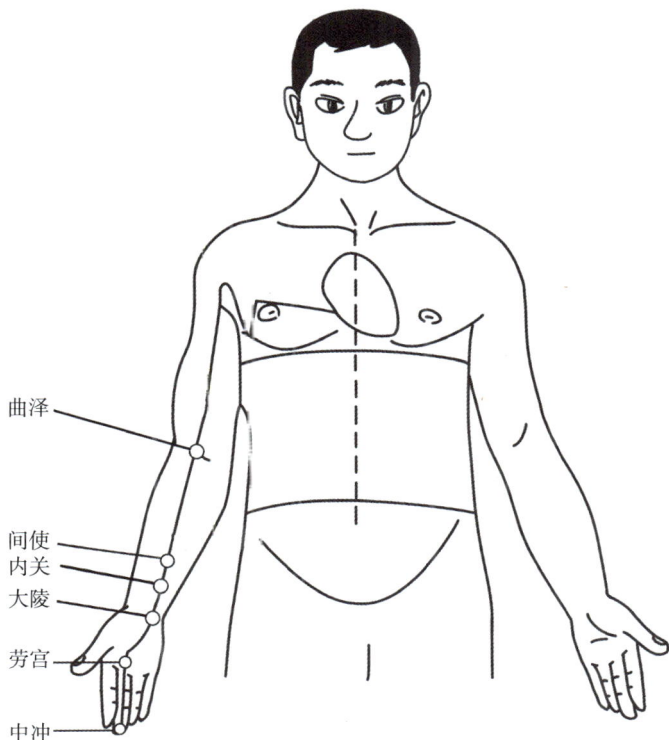

曲泽

间使
内关
大陵

劳宫

中冲

图1-19　手厥阴心包经循行图

手厥阴心包经病症多为经络循行部位异常以及心包功能的失调，具体表现为：手心热，臂肘挛急，腋肿，甚则胸胁支满，心烦，心悸，心痛，喜笑不休，面赤目黄等。

10. 手少阳三焦经

手少阳经内属于三焦，为多气少血之经，是主气所生病者。三焦者，决渎之官，水道出焉；又为元气之别使，总领五脏六腑、荣卫经络、内外左右上下之气。气者，具有熏肤、充身、泽毛的功用，若雾露之溉，不同之气功效不同，如温煦、防御、固摄、营养、气化、影响精血津液的生成输布等功能（图 1–20）。

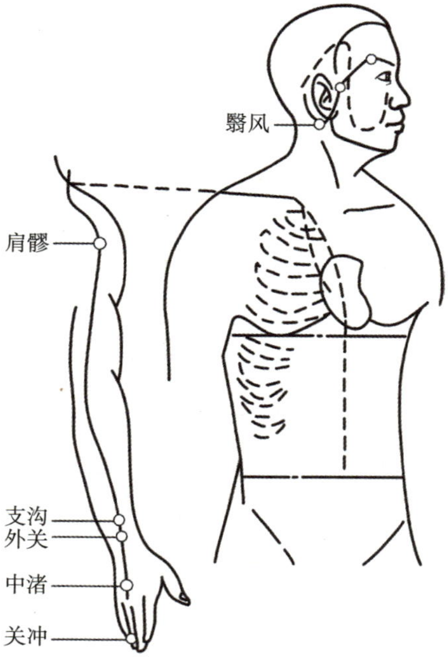

图 1–20 手少阳三焦经循行图

手少阳三焦经病症多为经络循行部位异常以及三焦功能的失调，具体表现为：耳聋，心胁痛，目锐眦痛，颊部耳后疼痛，咽喉肿痛，汗出，肩肘、前臂痛，小指、食指活动障碍。

11. 足少阳胆经

足少阳经内属于胆，为多气少血之经，是主骨所生病者。胆者，中正之官，决断出焉，内有胆汁，可助消化。肝胆互为表里，胆可助肝疏理气机。骨者，内藏骨髓，有支持形体和保护内脏的功能（图1-21）。

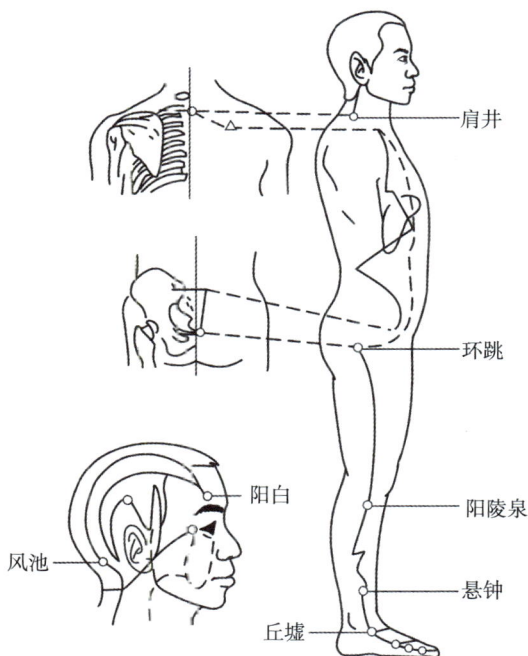

肩井

环跳

阳白

风池

阳陵泉

悬钟

丘墟

图1-21　足少阳胆经循行图

足少阳经病症多为经络循行部位异常、骨以及胆腑功能的失调，具体表现为：口苦，善太息，心胁痛不能转侧，甚则面微有尘，体无膏泽，足外反热，头痛颔痛，缺盆中肿痛，腋下肿，马刀侠瘿，汗出振寒为疟，胸、胁、肋髀、膝外至胫、绝骨外踝前及诸节皆痛，足小趾、次趾活动不利。

12. 足厥阴肝经

足厥阴内属于肝，多血少气之经，为是主肝所生病者。肝者，将军之官，谋虑出焉，主疏泄调畅气机，与情志密切相关（图1-22）。

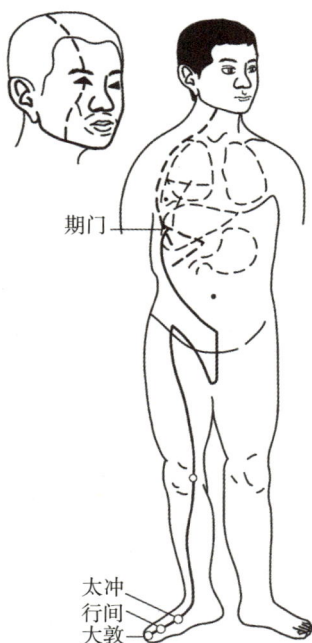

期门

太冲
行间
大敦

图1-22　足厥阴肝经循行图

足厥阴肝经病症多为经络循行部位异常以及肝脏功能的失调，具体表现为：腰痛不可俯仰，面色晦暗，咽干，胸满，腹泻，呕吐，遗尿或癃闭，疝气或妇女少腹痛。

? 011

如何从中医"五体"的角度看待偏头痛？

"五体"，即皮、肉、筋、脉、骨，同时也代表着由表到里的五个不同层次。《灵枢·五色》篇曰："肝合筋，心合脉，肺合皮，脾合肉，肾合骨也。"说明了五体与五脏的对应关系。但是二者是如何联系起来的呢？就不得不提到经脉了。十二经脉"内属于腑脏，外络于肢节"，具有联络表里的作用（图1-23）。

"五体"与偏头痛又有哪些关系呢？偏头痛在五体辨证中，更多地属于"脉"的层次。偏头痛发作常以跳痛为主，可表现出颞浅动脉搏动的异常增强。现代医学研究也表明偏头痛发病与颅内外血管痉挛导致脑血流状态发生改变有关。《难经·六十难》中提出"手三阳之脉，受风寒伏留而不去"是导致头痛的病因。

但是，偏头痛一病在患病之初，应在"皮"的层次。"百病之始生也，必先于皮毛"，但凡外邪侵袭，必先客于皮肤，之后乘虚而入，若恰逢脉弱血虚，则外邪入于脉中，适时机而发病。此时治疗最为容易，针对邪气性质治疗便可。若待其藏伏于脉中，邪气随体质而变化，则病出百端，症状牵连经络脏腑，其治疗难度便会增加。

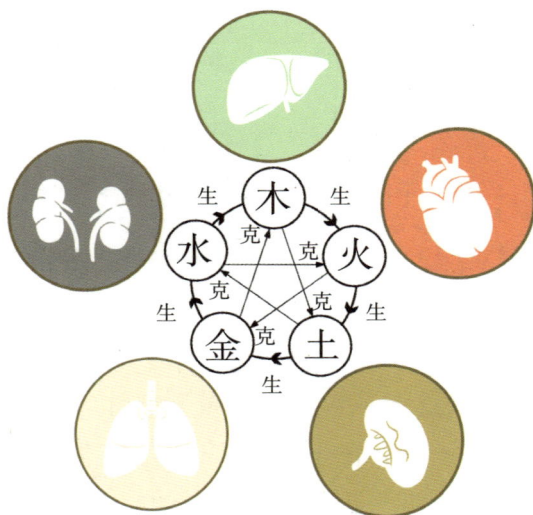

图 1-23   五体五脏五行相配图

?012

哪些人更容易得偏头痛？

1 有偏头痛家族史的人群

在偏头痛患者中，超过一半的患者家族内还有其他亲属患有偏头痛或曾经发生过偏头痛。这也代表着家族中有偏头痛患者的人群更易患偏头痛。有统计表明，偏头痛患者亲属的患病风险是一般人群的 3~6 倍。

2 青少年及中青年人

偏头痛的流行病学研究表明，偏头痛患者的年龄主要分布在 10~14 岁和 22~44 岁。

3 女性群体

成年女性较男性更容易出现偏头痛，这可能与女性的月经、妊娠等有关。在青春期之前的儿童，男女发生偏头痛的概率差别不大。

4 有不良生活习惯的人群

有如经常熬夜失眠、膳食失衡、偏嗜肥寸厚味、吸烟饮酒、过度锻炼、长期精神压力大等不良生活因素的人群更易患偏头痛。

5 有药物过度使用的人群

过量服用避孕药物、血管扩张药物以及止痛药的人更易患偏头痛。

6 其他人群

长期受到强光、噪音及浓烈气味的刺激的人群，以及长期生活在寒凉、湿度大的环境的人群更易患偏头痛。

？013

哪种体质的人更容易得偏头痛？

中医的体质理论由来已久，早在《黄帝内经》中就有对体质分类的描述，将人的体质分为"五行人"。此后的几千年里，体质学说不断发展，涌现出了多种体质区分方法，但始终未成体系，直至现代王琦教授将之系统整理成为中医体质学说。2009年4月9日，我国第一部指导和规范中医体质研究及应用的文件《中医体质分类与判定》标准正式发布，将体质分为平和质、气虚质、阳虚质、阴虚质、痰湿质、湿热质、血瘀质、气郁质、特禀质九个类型。

目前的研究表明，气郁质、阴虚质、痰湿质及血瘀质的人群更易患偏头痛。

1 气郁质患者特点

偏头痛疼痛以胀痛为主，平素情志焦虑、郁郁寡欢或急躁激动，有时可伴胸闷不舒、善太息等症状。肝失疏泄是导致气郁体质的主要原因。肝失疏泄，气机逆乱，络脉失和，从而导致偏头痛。

2 阴虚质患者特点

偏头痛疼痛以跳痛为主，伴手足心热、咽干口燥、渴喜冷饮、大便干、舌红少津、脉细数。阴虚质主要体现在肝肾阴虚方面。阴虚则火旺，火性上炎，上扰清空，从而导致偏头痛。

3 痰湿质患者特点

偏头痛疼痛以沉、闷痛为主，平素嗜食肥甘厚味，以痰多、形体肥胖、腹部肥满、口黏苔腻等痰湿表现多见。痰湿凝聚是痰湿质的主要特征。水湿聚而不化，凝聚成痰，阻滞中焦升降之枢机，一则使浊阴不降，蒙蔽清窍，二则使清阳不升，清窍失养，以致偏头痛发作。

4 血瘀质患者特点

偏头痛疼痛以针扎样疼痛为主，平素可见肤色晦暗、口唇紫黯、舌下络脉迂曲紫黯、脉涩。瘀血阻滞经络，使经络气血运行不畅，不通则痛。

知识链接

中医体质分类与判定自测表（中华中医药学会标准）

中医体质分类与判定自测表（中华中医药学会标准）

计分方法与评判标准：每条题目下设 5 级答案，由无到有的倾向性给出 1~5 分的分值（其中标有 * 的条目为逆向计分项目）以单选方式选择，然后对每类的原始分采用简单求和法。

原始分数＝各条题目分支的累加和。

转化分数＝[（原始分－条目数）/（条目数 ×4）]×100。

平和体质与偏颇体质判定标准见下表。

体质类型	条件	判定结果
平和体质	转化分 ≥ 60 分	是
	其他 8 种体质转化分均＜ 30 分	
	转化分 ≥ 60 分	基本是
	其他 8 种体质转化分均＜ 40 分	
	不满足上述条件者	否
偏颇体质	转化分 ≥ 40 分	是
	转化分 30~39 分	倾向是
	转化分＜ 30 分	否

阳虚体质

请根据近一年的体验和感觉，回答以下问题	没有（根本不）	很少（有一点）	有时（有些）	经常（相当）	总是（非常）
（1）您手脚发凉吗？	1	2	3	4	5
（2）您胃脘部、背部或腰膝部怕冷吗？	1	2	3	4	5
（3）您感到怕冷、衣服比别人穿得多吗？	1	2	3	4	5
（4）您比一般人耐受不了寒冷（冬天的寒冷，夏天的冷空调、电扇等）吗？	1	2	3	4	5
（5）您比别人容易患感冒吗？	1	2	3	4	5
（6）您吃（喝）凉的东西会感到不舒服或者怕吃（喝）凉东西吗？	1	2	3	4	5
（7）您受凉或吃（喝）凉的东西后，容易腹泻（拉肚子）吗？	1	2	3	4	5

判断结果：□是　　　□倾向是　　　□否

阴虚体质

请根据近一年的体验和感觉，回答以下问题	没有（根本不）	很少（有一点）	有时（有些）	经常（相当）	总是（非常）
（1）您感到手脚心发热吗？	1	2	3	4	5
（2）您感觉身体、脸上发热吗？	1	2	3	4	5

续表

请根据近一年的体验和感觉，回答以下问题	没有（根本不）	很少（有一点）	有时（有些）	经常（相当）	总是（非常）
（3）您皮肤或口唇干吗?	1	2	3	4	5
（4）您口唇的颜色比一般人红吗?	1	2	3	4	5
（5）您容易便秘或大便干燥吗?	1	2	3	4	5
（6）您面部两颧潮红或偏红吗?	1	2	3	4	5
（7）您感到眼睛干涩吗?	1	2	3	4	5
（8）您感到口干咽燥、总想喝水吗?	1	2	3	4	5

判断结果：□是　　□倾向是　　□否

气虚体质

请根据近一年的体验和感觉，回答以下问题	没有（根本不）	很少（有一点）	有时（有些）	经常（相当）	总是（非常）
（1）您容易疲乏吗?	1	2	3	4	5
（2）您容易气短（呼吸短促，接不上气）吗?	1	2	3	4	5
（3）您容易心慌吗?	1	2	3	4	5
（4）您容易头晕或站起时晕眩吗?	1	2	3	4	5
（5）您比别人容易患感冒吗?	1	2	3	4	5

续表

请根据近一年的体验和感觉，回答以下问题	没有（根本不）	很少（有一点）	有时（有些）	经常（相当）	总是（非常）
（6）您喜欢安静、懒得说话吗？	1	2	3	4	5
（7）您说话声音低弱无力吗？	1	2	3	4	5
（8）您活动量稍大就容易出虚汗吗？	1	2	3	4	5

判断结果：□是　　□倾向是　　□否

痰湿体质

请根据近一年的体验和感觉，回答以下问题	没有（根本不）	很少（有一点）	有时（有些）	经常（相当）	总是（非常）
（1）您感到胸闷或腹部胀满吗？	1	2	3	4	5
（2）您感到身体沉重不轻松或不爽快吗？	1	2	3	4	5
（3）您腹部肥满松软吗？	1	2	3	4	5
（4）您有额部油脂分泌多的现象吗？	1	2	3	4	5
（5）您上眼睑比别人肿（上眼睑有轻微隆起的现象）吗？	1	2	3	4	5
（6）您嘴里有黏黏的感觉吗？	1	2	3	4	5
（7）您平时痰多，特别是咽喉部总感到有痰堵着吗？	1	2	3	4	5

续表

请根据近一年的体验和感觉，回答以下问题	没有（根本不）	很少（有一点）	有时（有些）	经常（相当）	总是（非常）
（8）您舌苔厚腻或有舌苔厚厚的感觉吗？	1	2	3	4	5

判断结果：□是　　　□倾向是　　　□否

湿热体质

请根据近一年的体验和感觉，回答以下问题	没有（根本不）	很少（有一点）	有时（有些）	经常（相当）	总是（非常）
（1）您面部或鼻部有油腻感或者油亮发光吗？	1	2	3	4	5
（2）您容易生痤疮或疮疖吗？	1	2	3	4	5
（3）您感到口苦或嘴里有异味吗？	1	2	3	4	5
（4）您大便黏滞不爽、有解不尽的感觉吗？	1	2	3	4	5
（5）您小便时尿道有发热感、尿色浓（深）吗？	1	2	3	4	5
（6）您带下色黄（白带颜色发黄）吗？（限女性回答）	1	2	3	4	5
（7）您的阴囊部位潮湿吗？（限男性回答）	1	2	3	4	5

判断结果：□是　　　□倾向是　　　□否

瘀血体质

请根据近一年的体验和感觉，回答以下问题	没有（根本不）	很少（有一点）	有时（有些）	经常（相当）	总是（非常）
（1）您的皮肤在不知不觉中会出现青紫瘀斑（皮下出血）吗？	1	2	3	4	5
（2）您两颧部有细微红丝吗？	1	2	3	4	5
（3）您身体上有哪里疼痛吗？	1	2	3	4	5
（4）您面色晦暗或容易出现褐斑吗？	1	2	3	4	5
（5）您容易有黑眼圈吗？	1	2	3	4	5
（6）您容易忘事（健忘）吗？	1	2	3	4	5
（7）您口唇颜色偏暗吗？	1	2	3	4	5

判断结果：□是　　　□倾向是　　　□否

气郁体质

请根据近一年的体验和感觉，回答以下问题	没有（根本不）	很少（有一点）	有时（有些）	经常（相当）	总是（非常）
（1）您感到闷闷不乐、情绪低沉吗？	1	2	3	4	5
（2）您容易精神紧张、焦虑不安吗？	1	2	3	4	5
（3）您多愁善感、感情脆弱吗？	1	2	3	4	5

续表

请根据近一年的体验和感觉，回答以下问题	没有（根本不）	很少（有一点）	有时（有些）	经常（相当）	总是（非常）
（4）您容易感到害怕或受到惊吓吗？	1	2	3	4	5
（5）您胁肋部或乳房胀痛吗？	1	2	3	4	5
（6）您无缘无故叹气吗？	1	2	3	4	5
（7）您咽喉部有异物感，且吐之不出、咽之不下吗？	1	2	3	4	5

判断结果：□是　　　□倾向是　　　□否

特禀体质

请根据近一年的体验和感觉，回答以下问题	没有（根本不）	很少（有一点）	有时（有些）	经常（相当）	总是（非常）
（1）您没有感冒时也会打喷嚏吗？	1	2	3	4	5
（2）您没有感冒时也会鼻塞、流鼻涕吗？	1	2	3	4	5
（3）您有因季节变化、温度变化或异味等原因而咳喘的现象吗？	1	2	3	4	5
（4）您容易过敏（对药物、食物、气味、花粉或在季节交替、气候变化时）吗？	1	2	3	4	5
（5）您的皮肤容易起荨麻疹（风团、风疹块、风疙瘩）吗？	1	2	3	4	5

续表

请根据近一年的体验和感觉，回答以下问题	没有（根本不）	很少（有一点）	有时（有些）	经常（相当）	总是（非常）
（6）您的皮肤因过敏出现过紫癜（紫红色瘀点、瘀斑）吗?	1	2	3	4	5
（7）您的皮肤一抓就红，并出现抓痕吗?	1	2	3	4	5

判断结果：□是　□倾向是　　□否

平和体质

请根据近一年的体验和感觉，回答以下问题	没有（根本不）	很少（有一点）	有时（有些）	经常（相当）	总是（非常）
（1）您精力充沛吗?	1	2	3	4	5
（2）您容易疲乏吗?　*	5	4	3	2	1
（3）您说话声音低弱无力吗?　*	5	4	3	2	1
（4）您感到闷闷不乐、情绪低沉吗?　*	5	4	3	2	1
（5）您比一般人耐受不了寒冷（冬天的寒冷，夏天的冷空调、电扇等）吗?　*	5	4	3	2	1
（6）您能适应外界自然和社会环境的变化吗?	5	4	3	2	1
（7）您容易失眠吗?　*	5	4	3	2	1
（8）您容易忘事（健忘）吗?　*	5	4	3	2	1

判断结果：□是　　□倾向是　　□否

示例1：某人各体质类型转化分如下：平和体质75分，气虚体质56分，阳虚体质27分，阴虚体质25分，痰湿体质12分，湿热体质15分，血瘀体质20分，气郁体质18分，特禀体质10分。根据判定标准，虽然平和体质转化分≥60分，但其他8种体质转化分并未全部＜40分，其中气虚转化分≥40分，故此人不能判定为平和体质，应判定为气虚体质。

示例2：某人各体质类型转化分如下：平和体质75分，气虚体质16分，阳虚体质25分，痰湿体质32分，湿热体质15分，血瘀体质20分，气郁体质18分，特禀体质10分。根据判定标准，虽然平和体质转化分≥60分，且其他8种体质转化分均＜40分，可判定为基本是平和体质，同时，痰湿体质转化分在30~39分之间，可判定为痰湿体质倾向，故此人最终体质判定结果基本是平和体质，有痰湿体质倾向。

（1）您的体质类型是？

（2）您的体质类型倾向是？

（3）您的体质类型容易出现什么症状，应当注意哪些方面的调护？

❓014

为什么女性经期时更容易发作偏头痛？

青年女性常在经期或经期前后发作的偏头痛，属于月经性偏头痛，在更年期后部分患者可自发缓解。目前月经性偏头痛的发病机制尚未完全清楚，根据其症状以及一些临床研究，推测月经性偏头痛发作可能与内分泌改变或激素水平变化有关。

月经性偏头痛，中医称经行头痛，多由内伤脏腑气血亏虚，又逢月经来潮，精血下注冲任二脉，以致下实上虚，清窍不得濡养；或因精血下注，以致肝肾阴虚，无以制约肝阳，肝阳上扰清窍；或因痰湿瘀血内阻，随冲气上逆，阻痹清窍而作痛（图 1-24）。

❶ 由气血亏虚所致者，多见头隐隐作痛、月经量少、色淡；平素易乏力疲惫、睡眠不佳、易脱发等，可见舌淡苔薄白、脉细弱。

❷ 由阴虚阳亢所致者，多表现为头颠顶或颞部胀痛、跳痛，月经量或多或少、色鲜红；平素怕热、心烦易怒、手足心热，或有盗汗、腰痛等症，可见舌红苔少或有剥脱、脉弦细数。

❸ 由瘀血内阻、随冲气上逆所致者，多表现为头痛如针扎样，月经色紫黯、有血块，多有痛经；平素可无明显表现，或见口唇紫黯、多饮、善忘等症，可见舌质黯或有瘀点、舌下

络脉迂曲，脉多为涩脉。

❹ 由痰湿内阻、随冲气上逆所致者，常表现为头痛如裹、闷痛，自觉昏懵，带下量多、质地黏稠；平素可见食欲不振、胸闷恶心、大便黏腻等症，可见舌淡苔厚腻、脉沉濡。痰湿内阻，日久可以化热，则见头面出油多、舌苔黄腻等。

西医学认为，月经期偏头痛与经期激素的变化密切相关。在月经前，机体分泌雌激素作用于子宫内膜使之增厚，在这个过程中会导致前列腺素的产生和累积。前列腺素是痛经的主要原因之一，同时也会导致偏头痛的发生。但正常情况下，雌激素、孕激素等可以与前列腺素达到一种动态平衡的状态，制约前列腺素的致痛能力。因各种原因导致的雌激素、孕激素的水平下降，会使原有的平衡被打破，导致偏头痛的发生。

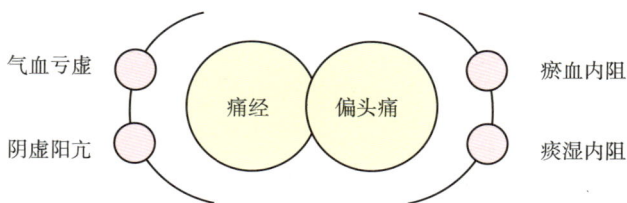

图 1-24 痛经与偏头痛

?015

小孩子也会偏头痛吗？

首先要肯定的是，儿童和青少年确实会发生偏头痛，且患病率并不低。目前对于儿童和青少年的发病率的统计较少。

一项美国的调查显示，偏头痛多发于 7~11 岁以及 15 岁的儿童和青少年。

儿童和青少年偏头痛特征往往与成人不同，偏头痛症状与疼痛性质并不典型，易与紧张性头痛混淆。此外，儿童和青少年偏头痛发作时的先兆症状、头痛程度、发作频率以及偏头痛发作持续时间均轻于成年人。

还有部分儿童和青少年表现为与偏头痛相关的周期综合征，主要包括周期性呕吐综合征、腹型偏头痛、良性阵发性眩晕、良性阵发性斜颈。

❶ 周期性呕吐综合征表现为反复发作的恶心呕吐，程度较重，可伴面色苍白、神疲乏力，缓解后一如常人，每次发作症状相似，且具有一定的周期性。

❷ 腹型偏头痛表现为反复发作的腹中线或肚脐周围处的中重度腹痛，伴恶心呕吐，可不伴有头痛，通常持续 2~72 小时，缓解后一如常人，但大部分腹型偏头痛的后期会发展成偏头痛。

❸ 良性阵发性眩晕表现为反复无预兆发作的眩晕，无其他异常表现，可自发缓解。

❹ 良性阵发性斜颈一般发生在 1 岁以内的婴幼儿，表现为反复发作的头向一侧倾斜，可伴轻微旋转，可自行缓解。

当孩子出现头痛及其他以上症状时，尤其是有家族偏头痛史的儿童或青少年，家长须及时发现并予以重视。切勿自行给药，儿童和青少年的机体尚未发育完全，盲目用药可能会对其发育及身体健康造成不良影响，应及时就医，遵循专业医生的用药方案和生活指导。

? 016

偏头痛会遗传吗？

目前，尚不能确切地说偏头痛具有遗传性，但遗传因素对偏头痛的发生确实存在一定的影响，70%以上的偏头痛患者有家族偏头痛史。然而遗传因素具体如何影响偏头痛的发生仍在研究之中。目前，除了偏头痛的一个亚型——家族性偏瘫型偏头痛已被明确有遗传基因外，其他类型偏头痛的遗传基础均未完全明确。

总之，如果父母患有偏头痛，那么子女患有偏头痛的风险会大大增加，但并不是说父母的偏头痛一定会遗传给子女。偏头痛影响因素很多，有偏头痛家族史的人群通过良好的生活方式可以大大降低偏头痛的发生概率。而那些没有良好生活习惯、长期熬夜、吸烟酗酒的人群，即使没有偏头痛家族史也有可能发生偏头痛。保持良好的生活习惯是预防偏头痛发生的最好方法。

？017

偏头痛可以根治吗？

目前来说，偏头痛尚无法根治，主要与偏头痛机制不明有关。但是通过保持良好的生活习惯，规律作息、定期锻炼、均衡营养及合理膳食、充足睡眠、寻找并避免诱发因素以及合理的压力管理可以有效预防偏头痛的发生，积极的治疗也可以有效地控制偏头痛的发作。此外，临床发现一些患者的偏头痛症状会随着年龄增加而减轻，一般 55 岁左右发作频率会逐渐减少至完全消失。因此，偏头痛患者不必过于焦虑，保持良好的心态对于预防和治疗偏头痛具有积极的作用。

？018

偏头痛是脑子里长"东西"了吗？

部分患者在发生偏头痛后，会变得情绪焦虑，对于自身头痛症状过于关注和担心，又因为疼痛发生的部位特殊，而自身对于偏头痛了解过少，对自身病情持有消极想法，就会产生一个疑问——会不会是脑子里长"东西"了呢？

颅内肿瘤确实可以表现为头痛，但其发病率比偏头痛低得多，据 2024 年国家癌症中心数据显示，我国颅内肿瘤发病率约为十万分之 4.17。此外，脑肿瘤性头痛与偏头痛的表现并不相同，脑肿瘤引起的头痛是由于颅内压力升高及肿瘤压迫引起的，主要有以下几个特点。

❶ 脑肿瘤患者的头痛大多发生在夜间和清晨，清晨最为明显，部分患者会在熟睡中被痛醒。起床活动后，头痛会逐渐缓解或消失。

❷ 脑肿瘤患者的头痛呈进行性加重，在早期常为间歇性发作，呈搏动性疼痛和胀痛，每次发作持续数分钟或数小时。随着肿瘤的增大，疼痛会逐渐加重，呈现为剧烈和持续的头痛，伴有喷射性呕吐，呕吐后头痛稍微减轻。

❸ 脑肿瘤患者的头痛在情绪波动、咳嗽、打喷嚏、低头、用力排便等情况下加重。

❹ 脑肿瘤患者的头痛常伴随其他一些症状，如视力下降、记忆力减退、癫痫、精神意识障碍、偏瘫等（图 1–25）。

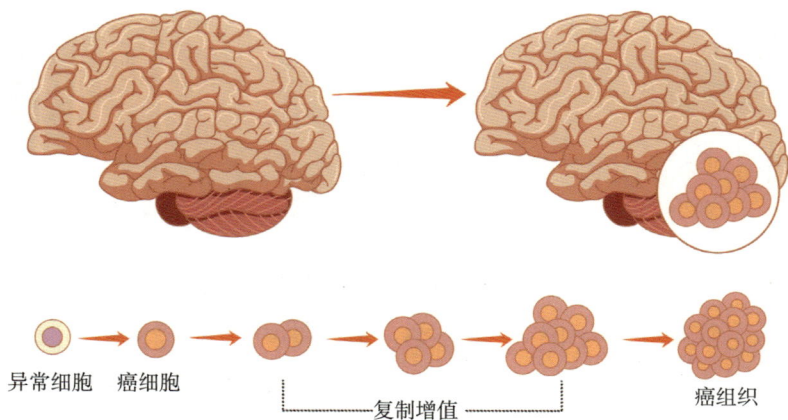

异常细胞　癌细胞　　　　　　复制增值　　　　　癌组织

图 1–25　脑肿瘤示意图

如果担心有颅内占位性病变的问题，建议进行头颅的 CT 或磁共振检查，可以快速且直观地明确是不是有颅内占位性病变。

? 019

偏头痛是中风的前兆吗？

就偏头痛而言，不会直接增加中风的危险性，但频繁发作的先兆性偏头痛患者发生中风的风险会有所增加。有研究表明，与正常人相比，先兆性偏头痛患者发生中风的风险增加近 2 倍，这可能与血管痉挛、内皮损伤等病理因素相关。

总之，偏头痛是中风的危险因素，而非直接原因，但二者间存在共同的危险因素，如吸烟、高血压等。因此，对于偏头痛患者而言，采取更积极的生活方式，对于预防中风更有意义。

? 020

偏头痛容易和哪些疾病同时出现？

容易与偏头痛共同发作的疾病主要有以下几个类型。

1 神经系统疾病：癫痫、眩晕、失眠

癫痫和偏头痛均是突发性的脑功能异常，在临床表现和发病机制方面有很多相似甚至相同之处。二者存在共病关系，一种疾病的存在会增加另一种疾病的患病率。一项研究表明，患有癫痫的人群中偏头痛的发病率为 8.4%~23%，而患有偏头痛的人群中癫痫的发病率为 1%~18%，均明显高于普通人群患偏头痛或癫痫的概率。

眩晕与偏头痛常常共同发生。偏头痛的一种亚型——前庭性偏头痛，就表现为反复发作的头晕或眩晕，常伴随有偏头痛的症状发生。数据表明，前庭性偏头痛在人群中的总患病率为 1%~3%，而在偏头痛患者中其患病率可高达 10.3%~21.0%。

偏头痛患者常伴有失眠。一方面，偏头痛的疼痛症状以及偏头痛患者的紧张情绪使其难以入睡，导致了失眠的发生。另一方面，失眠又可以诱发偏头痛。研究表明，偏头痛患者夜晚的睡眠时间明显少于健康人，而白天嗜睡率较健康人又有明显升高。慢性偏头痛与失眠关系更加密切，68%~84% 的慢性偏头痛患者存在失眠症状。

2 心脑血管疾病：中风、颈动脉夹层、卵圆孔未闭等

偏头痛与脑血管病息息相关。研究表明，先兆性偏头痛患者发生中风的风险增加近 2 倍，反过来，脑缺血也会导致偏头痛的发生。

在年轻的中风患者中，颈动脉夹层与偏头痛显著相关，但具体机制尚不清晰。颈动脉夹层的形成可能与先天的血管异常有关。但反复发作的偏头痛使血管反复痉挛，增加了动脉壁

形成夹层分离的可能。

卵圆孔是胎儿时期进行营养物质和氧气交换的生理性通道，一般出生后 1 年内闭合。若 3 岁后卵圆孔未闭合，称为卵圆孔未闭。卵圆孔未闭在健康人中也常有发生，一般不影响正常生活。但偏头痛患者，特别是有先兆的患者，其卵圆孔未闭发生率比非偏头痛患者发病率高得多。有研究表明，偏头痛患者的卵圆孔未闭发生率为 41%，而正常人群的卵圆孔未闭发生率仅为 16%。

3 消化道疾病：肠易激综合征

肠易激综合征是一种功能性胃肠病，可表现为腹痛、排便异常，可伴随排便次数以及粪便性状改变。偏头痛和肠易激综合征也具有双向关系，即偏头痛患者同时患有肠易激综合征的风险升高，反之亦然。有研究表明，偏头痛患者合并肠易激综合征的概率是非偏头痛患者的 4.13 倍，而肠易激综合征患者比非肠易激综合征患者发生偏头痛的风险高出 1.6 倍。

4 呼吸道疾病：支气管哮喘

支气管哮喘是一种常见的慢性呼吸系统疾病，与偏头痛存在一定的联系。偏头痛患者患哮喘的可能性是非偏头痛患者的 1.43 倍。但二者之间的病理生理学机制尚不清楚，可能与免疫失调有关。

5 情志类疾病：焦虑、抑郁等

情志方面的改变，如心烦易怒、喜哭善悲等均可以是偏头痛发作的伴随症状之一。目前认为，焦虑、抑郁与偏头痛之间存在双向关系，二者之间相互影响。情志不畅会诱发、加重偏头痛，反过来，控制不当的偏头痛也会导致情志异常。与普通人群相比，偏头痛患者更容易产生焦虑、抑郁的症状，常表现为躯体化症状、胆怯恐惧、噩梦频频，甚至有轻生的想法。

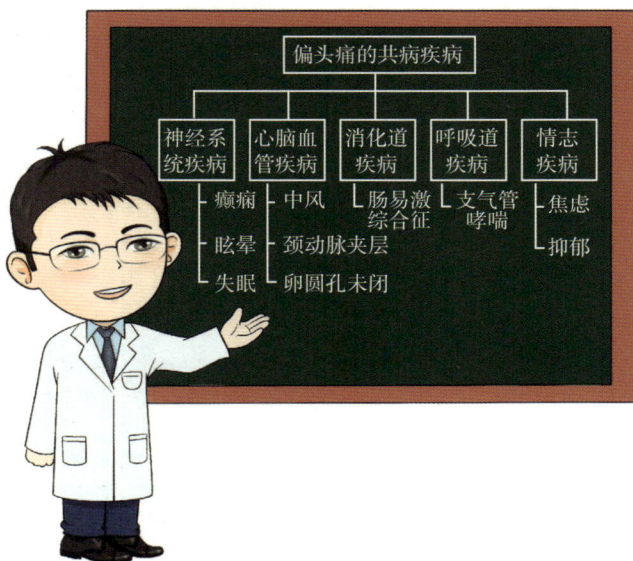

第二章

偏头痛？还是其他相关疾病？这可要分清

如何区分偏头痛与其他原发性头痛？

如何区分偏头痛与低颅压性头痛？

偏头痛与药物过度使用性头痛之间有什么关系？

怎么区分偏头痛与三叉神经痛？

偏头痛与脑梗死之间有什么关系？

......

❓001

如何区分偏头痛与其他原发性头痛？

除偏头痛外，原发性头痛还包括紧张性头痛和丛集性偏头痛（图2-1）。三者可以通过以下几个方面鉴别。

❶ 相关家族史：偏头痛和紧张性头痛一般有家族头痛病史，而丛集性偏头痛一般没有相关家族史。

❷ 易发人群：偏头痛和紧张性头痛女性多发，丛集性偏头痛男性多发。

❸ 头痛症状：偏头痛表现为单侧或双侧的搏动性头痛，以中重度疼痛为主，通常可持续时间为4~72小时；紧张性头痛表现为双侧的钝痛，有压迫紧缩感，如戴金箍，以轻中度疼痛为主，通常可持续时间为半小时至7天；丛集性偏头痛表现为单侧固定部位的锐痛、钻痛，常发生在眉骨及颞侧，疼痛剧烈，通常可持续时间为15分钟至3小时。

❹ 伴随症状：偏头痛多伴有恶心呕吐、怕光畏声；紧张性头痛多伴有肩颈肌肉紧张、僵硬酸痛；丛集性偏头痛可伴随焦虑不安、烦躁、鼻塞、流泪流涕、面部出汗等症状。

❺ 诱发因素：偏头痛可由多种原因诱发，但一般睡眠后可以缓解；紧张性头痛多由压力大、情绪紧张诱发，通过疏解肩颈肌肉、放松心情可以缓解；丛集性偏头痛也可由多种因素诱发，不易缓解。

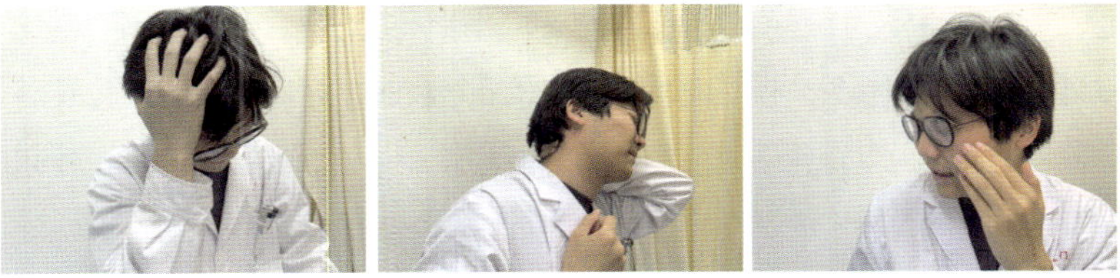

偏头痛 　　　　　紧张性头痛 　　　　丛集性头痛

图 2-1 三种原发性头痛症状示意图
（偏头痛、紧张性头痛和丛集性偏头痛）

❓002

如何区分偏头痛与低颅压性头痛？

偏头痛和低颅压性头痛都是常见的头痛类型，相对而言，低颅压性头痛相对较少见。偏头痛通常发生在青少年和成人中，女性常见，而低颅压性头痛可能与特定的医疗程序或疾病有关，可能在任何性别、年龄人群中出现。二者均可表现为头痛，但它们的发病原因和症状有所区别。

低颅压性头痛是由于各种原因导致脑脊液漏出而引起的。脑脊液是脑部和脊髓周围的液体，可以起到维持颅内压力、缓冲脑部受到的外部冲击、保护脑组织免受损伤的作用。当脑脊液漏出后，会导致颅内压力降低，脑脊液的"液垫"作用减弱，脑组织受重力影响下沉移位，使颅底的痛觉敏感结构和硬脑膜、动脉、静脉、神经等受牵拉而引起头痛。

低颅压性头痛的症状通常是头痛呈持续性，且与体位相关，表现为在坐起或站立时加剧，平卧时缓解，并可能伴眩晕耳鸣、恶心呕吐、视力模糊以及颈部僵硬等症状。低颅压头痛通常是由于脑脊液穿孔（例如脊髓穿刺或脊椎手术后）引起的，也可能是由于其他原因（例如颅内肿瘤或先天性异常）导致的。低颅压性头痛的患者应注意休息、补充液体，可以适当服用止痛药，必要时补充脑脊液或手术修补穿孔点。

总的来说，尽管偏头痛和低颅压性头痛都是头痛的常见原因，但它们有着不同的病因、症状和治疗方法。因此，正确的诊断非常重要，以确保患者能够获得合适的治疗和管理。

❓ 003

偏头痛与药物过度使用性头痛之间有什么关系？

药物过度使用性头痛是继发于偏头痛和紧张性头痛的世界第三大头痛，全球患病率为 1%~2%，在我国患病率约为 0.6%。药物过度使用性头痛通常是由于长期过度使用止痛药或其他头痛药物治疗原发性头痛（如偏头痛、紧张性头痛等）而导致头痛频繁发作或加重的情况。具体表现有以下几方面。

❶ 头痛频率增加，甚至每天发作。

❷ 头痛的持续时间延长，甚至持续数天。

❸ 头痛严重程度增加，但原有头痛特征逐渐不明显。

❹ 药物效应逐渐减弱，对药物产生耐受和依赖。

此外，药物过度使用性头痛最常见的并发症是焦虑和抑郁，药物过度使用性头痛患者可能存在行为学异常，自杀意念和自杀风险均较高。

停止或减少过度使用的药物是治疗药物过度使用性头痛的有效手段。然而药物过度使用性头痛的治疗较为困难，因为患者往往处于对药物的依赖状态，贸然停止使用药物不仅可能会导致症状恶化，还可能引起戒断症状。因此，治疗药物过度使用性头痛往往需要综合考虑药物管理、生活方式调整和行为疗法等多种方法。

需要注意的是，药物过度使用性头痛并非一种单独的头痛类型，而是由长期过度使用止痛药物或其他头痛药物所引起的一种综合症状，其医疗费用远高于偏头痛和紧张性头痛，人均年治疗费用是紧张性头痛的 14 倍、偏头痛的 3 倍。因此，及早识别并改变药物使用习惯是预防和治疗药物过度使用性头痛的关键。

❓ 004

怎么区分偏头痛与三叉神经痛？

三叉神经痛被称为"天下第一痛"，是一种在面部三叉神经分布区内反复发作的阵发性剧烈神经痛，常常被误认为是偏头痛，但是二者发病率、性别倾向、年龄分布、头痛的性质和部位均有不同。三叉神经痛主要影响成年人和老年人，尤其是

50 岁以上的人群。三叉神经痛年发病率远低于偏头痛，约为万分之 0.43。三叉神经痛性别之间的发病率差异较小，但女性患者数量略高于男性。

偏头痛和三叉神经痛都可以导致头部疼痛，但是疼痛的性质不同。偏头痛通常是一种搏动性的头痛，可能伴随恶心、呕吐、光线和声音敏感等症状，通常影响头部的一侧。而三叉神经痛则是一种剧烈的阵发性面部疼痛，通常在面部的一个或多个区域发作，如颧骨、下颌和眼睛周围（图 2-2）。

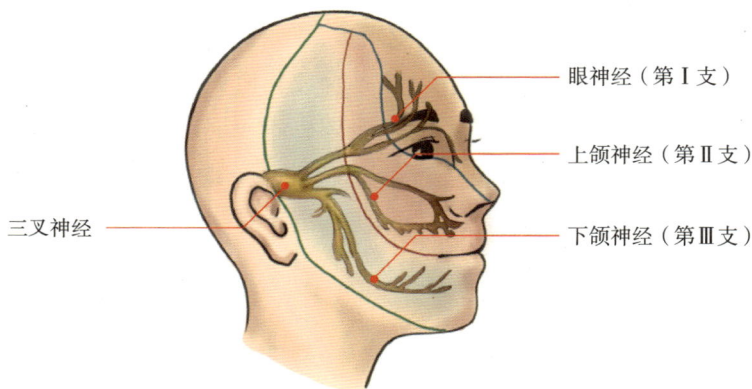

眼神经（第 I 支）

上颌神经（第 II 支）

三叉神经

下颌神经（第 III 支）

图 2-2　三叉神经分布

典型的原发性三叉神经痛是单侧颜面突发性的、剧烈的、刀割样或电击样的疼痛，右侧更常见，疼痛常在 20 秒内进展为面部深处极其剧烈的疼痛不适，使人表情扭曲，可伴有同侧流泪、流涎；而后在数秒内疼痛骤然消失，可残留数秒或数分钟的灼痛感；有时疼痛会使患者患侧面部肌肉出现痉挛或紧张，导致出现不自觉地皱眉、做鬼脸，或是面部肌肉抽搐等表现。疼痛的发作可以是间歇性的，发作间歇期无疼痛；也可以是连续性的，持续时间和频率不一。和偏头痛不同的是，三叉神经痛几乎不在睡眠中发作。

总的来说，三叉神经痛的典型症状是剧烈的、突发性的面部疼痛，通常限定在三叉神经供应区域，如眼支、上颌支、下颌支的面部特定区域。若怀疑自己或他人有三叉神经痛或偏头痛，应及时就医，以获得正确的诊断和治疗。

? 005

偏头痛与脑梗死之间有什么关系？

缺血性脑血管病是由于脑血管的突然痉挛和阻塞导致脑供血障碍，使局部脑组织缺血坏死液化，从而造成该血管支配区域脑组织的功能障碍，临床上表现为言语不利、半身不遂等，称为"脑梗死"或"缺血性中风"（图2-3）。

前文已经说过偏头痛与缺血性脑血管病息息相关，尤其是有先兆偏头痛。偏头痛患者发生缺血性中风的危险增加近两倍，同时脑缺血也可导致偏头痛的发生。偏头痛与脑梗死的关系有以下3种。

❶ 偏头痛与其他原因引起的脑梗死同时存在。

❷ 其他原因引起的脑梗死导致偏头痛的发生或表现出类似偏头痛的症状。

❸ 在典型的有先兆偏头痛发作过程中发生脑梗死，即偏头痛性脑梗死。

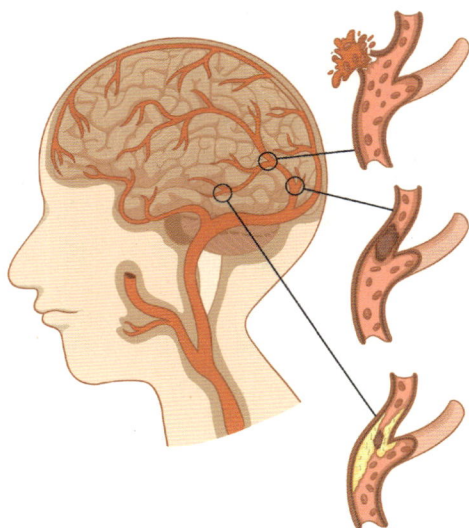

图 2-3　脑梗死示意图

　　这里重点介绍偏头痛性脑梗死，以便偏头痛患者可以及早分辨并及时就诊。偏头痛性脑梗死发生在有先兆偏头痛患者人群中，同先兆偏头痛类似，视觉先兆是偏头痛性脑梗死早期先兆阶段最常见的症状，表现为偏盲或异常盲点，一般先兆的时程大于 60 分钟，继而出现感觉障碍、偏瘫和失语。但从症状上难以区分有先兆偏头痛是否并发了脑梗死，头颅 CT 或核磁共振可以快速鉴别。因此当出现以上症状时，偏头痛患者及家属需予以重视并及时就医。脑梗死的急性期多指从发病至病后一周。对于脑梗死来说，及早治疗是关键，通常来说，脑梗死发病后 4.5 小时和 6 小时分别是治疗的两个黄金时间窗。"时间就是大脑"，发生脑梗死后越早治疗预后越好。

　　偏头痛和脑卒中有许多共同的危险因素，如熬夜、吸烟喝酒、高血压、高胆固醇血症等。因偏头痛而发生脑梗死的风险并不高，占所有脑梗死中的 0.2%~0.5%，但是如果并存上述的危险因素，发生脑梗死的风险将大大增加。

？006

偏头痛与高血压之间有什么关系？

目前科学界对于偏头痛与高血压之间的关系尚无明确的共识。目前普遍的观点认为，高血压和偏头痛是两种独立的疾病。虽然偏头痛和高血压是两种不同的疾病，但它们都与一些共同的风险因素相关，例如生活方式因素（如饮食、运动）、遗传因素、心理因素等。因此，部分患者可能同时患有偏头痛和高血压。同时高血压也会引起头痛，那么高血压人群如何区分自己的头痛是因为高血压，还是因为得了偏头痛呢？

高血压性头痛可表现为持续性胀痛、压迫痛，也可表现为搏动性头痛，通常在血压升高期间出现，可能伴随颅内压增高的症状，如头晕、恶心、呕吐等。部分患者会伴有颈部不适或疼痛，这与颈部肌肉紧张和血压升高有关。在高血压危象或急性高血压发作期间，可能伴随视觉异常、胸闷、心悸等症状。血压升高是其发作的直接原因，其程度与血压呈正相关。

而偏头痛表现为反复发作的搏动性的剧烈头痛，以单侧为主，多发生于偏侧头部，可合并自主神经系统功能障碍如恶心、呕吐、畏光和畏声等症状，其发作一般与血压无关，发作期间可不见血压升高，或血压升高程度不高，但头痛强度十分剧烈。

调养高血压性头痛的关键在于控制血压、改善生活方式，并且避免可能的诱因。如保持规律作息，定期监测血压，减少高盐、高脂肪、高胆固醇的食物摄入，增加水果、蔬菜、全谷类和健康蛋白质的摄入，限制饮酒，戒烟，配合适当有氧运动，均有助于血压的控制。若血压控制不佳或头痛症状严重影响生活质量，请及时就医，接受专业的诊断和治疗，并严格按照医生的建议和处方使用药物。

? 007

偏头痛与癫痫之间有什么关系？

偏头痛和癫痫是两种不同的神经系统疾病，但在临床上，经常遇到一些患者同时表现出偏头痛和癫痫发作的症状。一项中国大型流行病学研究显示，成人癫痫共患偏头痛的比例为9.3%~12.53%。癫痫共患偏头痛后不仅会导致偏头痛和癫痫的症状的加重，还会降低药物治疗的有效性，增加难治性癫痫比例和致残率，降低患者生活质量。

其中由偏头痛先兆诱发的，在先兆期间或发作后1小时内发生的痫样发作，称偏头痛性癫痫。目前尚未有大规模的流行病学研究针对偏头痛性癫痫展开。但有一些小规模的研究表明，偏头痛性癫痫可能并不罕见。偏头痛性癫痫患者通常会出现典型的偏头痛症状，如头痛发作、持续时间较长等。除了头痛之外，患者还可能经历典型的癫痫发作，如意识丧失、抽搐、肌肉僵直等症状。

　　癫痫共患偏头痛患者如果能够进行长期规范的治疗，可以有效控制癫痫和偏头痛发作。部分儿童癫痫共患偏头痛患者，随年龄增加两种疾病均可获得改善；与月经周期相关的癫痫共患偏头痛的女性患者，在绝经后雌激素水平波动变小，偏头痛可能获得改善。

? 008

偏头痛与睡眠障碍之间有什么关系？

　　偏头痛和睡眠障碍之间存在密切的相互影响关系，头痛是原发性睡眠障碍的症状之一，睡眠障碍也是偏头痛的症状之一。此外，有许多研究表明，偏头痛和睡眠问题之间存在双向关联，即偏头痛可能导致睡眠障碍，而睡眠障碍也可能加重偏头痛症状。

1 偏头痛导致睡眠问题

　　偏头痛发作可能会干扰睡眠，因为头痛会导致疼痛和不适感，使入睡困难或导致夜间醒来。此外，偏头痛还可能伴随着其他症状，如恶心、呕吐和光敏感，进一步干扰睡眠。

2 睡眠障碍加重偏头痛

睡眠不足、睡眠质量差以及睡眠障碍可能使人更容易发生偏头痛。研究表明，睡眠不足或不规律的睡眠模式可能会影响神经系统的稳定性和感知门槛，从而增加偏头痛的发作频率和严重程度。

因此，对于患有偏头痛的人来说，维持良好的睡眠习惯和规律的睡眠模式非常重要。一些方法可以帮助改善睡眠，从而减轻偏头痛症状，例如建立良好的睡眠环境、避免饮食和饮水过量、保持规律的睡眠时间等。

同时，对于有睡眠问题的人来说，控制偏头痛的方法也是重要的，包括避免诱发偏头痛的因素、采取合适的药物治疗等。综合管理偏头痛和睡眠问题可以帮助提高生活质量并减轻症状的严重程度。

知识链接

耳穴贴压治疗失眠

失眠，又被称为"不寐""不得眠""卧不安"等，可由多种原因引起。近年来，耳穴贴压治疗失眠的有效性和安全性逐渐得到了大家的认可。通过对相应耳穴及其所属神经进行规律充分的刺激，进而调节大脑神经系统的兴奋状态，可以达到促进睡眠的目的（图2-4）。

耳穴贴压治疗失眠时，通常选取心、交感、神门、皮质下、内分泌为主穴，配穴根据辨证加减肝、胆、胃、脾、肾等穴位。在进行耳穴贴压时，可先用小木棒的圆端按压耳穴，在酸痛最敏感处，进行耳穴贴敷。耳穴贴敷多选用王不留行籽为贴压材料，选择一侧耳朵取穴，每 3~5 天更换耳贴 1 次，双耳交替进行。按压频率为每次 1~2 分钟，每日 4~5 次，按压力度适中，以患者能够耐受为度，局部有酸麻胀重感或出现耳朵发热感为宜。

　　耳穴贴压后的注意事项：①按压时不可太过用力，避免压破耳部皮肤发生感染；②以指腹对准耳穴贴压部位进行垂直按压，不可柔搓贴压部位，防止耳穴贴压部位位置发生偏移；③当患者对耳穴贴发生过敏时，如出现瘙痒、红肿等症状，应及时通知医务人员，并采取相应措施。

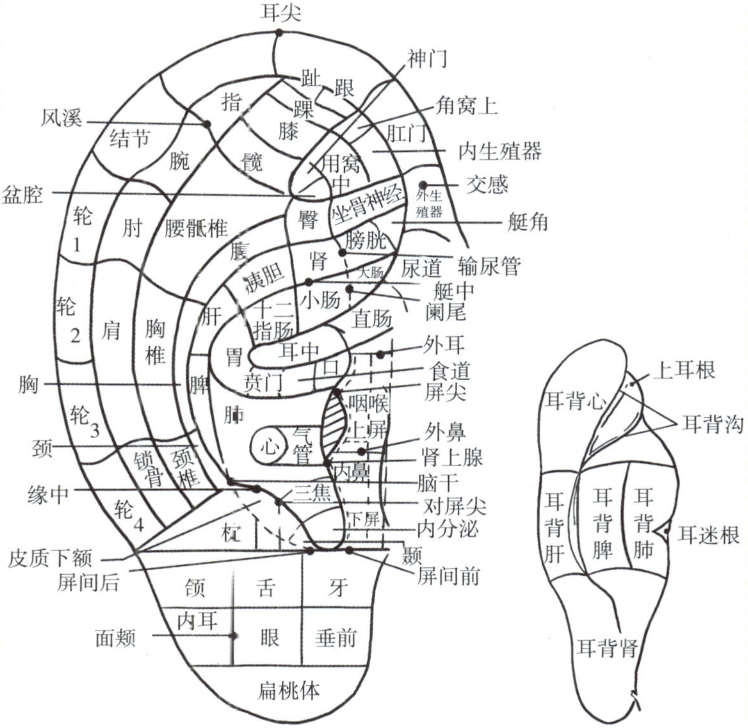

图 2-4　耳穴分布图

? 009

偏头痛与颈椎病之间有什么关系？

颈椎病可以导致头痛，这种头痛通常被描述为颈源性头痛或颈性头痛。临床上，颈椎病和头痛可能会产生相似的症状，例如颈部僵硬、颈部疼痛、肩膀酸痛等，因此有很多头痛会误诊为颈椎病。偏头痛便是其中之一，大约有 70% 的偏头痛患者会出现后颈部不适，甚至少部分患者未表现出头痛时便有颈部不适的症状，因此很容易出现误诊。

尽管有时候可能会被混淆，但是二者在病因和症状上有着明显的区别。

1 在病因上的区别

偏头痛是一种原发性头痛，通常与神经活动和血管扩张有关，虽然确切的原因尚不完全清楚，但可以明确遗传因素和环境因素都对偏头痛的发生起着作用。

颈源性头痛是由颈部问题引起的头痛，例如颈椎病、颈部肌肉紧张或颈部受伤。这种头痛是继发性的，是由其他疾病或问题引起的。

2 在症状上的区别

偏头痛通常是单侧头痛，伴随着搏动感，可能会导致恶心、呕吐、畏光畏声等症状，症状可能持续数小时至数天。

颈源性头痛通常是双侧性的，可能是在颈部活动后或长时间保持不良姿势后出现，通常伴随着颈部僵硬、肩部疼痛和颈部不适。通过 X 线、颈部 CT 或核磁共振，一般可以寻找到颈部病变的证据。

颈源性头痛是一种源自颈部问题的头痛，通过日常生活对于站姿、坐姿以及睡姿的调整，避免长时间低头或弯腰，可以得到很好的控制。同时进行适度的颈肩部运动、按摩或拉伸，也可缓解颈部肌肉的紧张和疼痛，改善颈部的柔韧性和稳定性。当怀疑自己或家属患有颈椎病或颈源性头痛时，应当及时就医，完善相关检查，听从医生的专业意见和生活指导。

❓ 010

偏头痛与眩晕之间有什么关系？

偏头痛和眩晕是神经内科的两个常见症状，二者可以相互影响。一些研究表玥，偏头痛和眩晕存在相互的关联性，即偏头痛患者更容易发生眩晕，而眩晕患者也更容易发生头痛。在诸多眩晕疾病中，由偏头痛引起的眩晕叫前庭性偏头痛。

根据研究，前庭性偏头痛年发病率约为 0.89%，在偏头痛患者中的比例为 20%~30%，可发生于任何年龄，女性人群中更多见。前庭性偏头痛首次发作时，头痛与眩晕症状出现的先后顺序不固定，多数患者在发生偏头痛数年后出现眩晕，也有部分偏头痛与眩晕发作同时发生，少数眩晕起病早于偏头痛。

前庭性偏头痛是一种常见的偏头痛亚型，其特点是头痛伴随着前庭症状，如眩晕、视觉障碍或平衡问题，常常由特定的诱发因素引起，如头部姿势的改变、视觉刺激或情绪变化等。与其他原因引起的眩晕相比，前庭性偏头痛有其独有的特征，但仍需要进行仔细鉴别。

1 内耳疾病引起的眩晕

内耳疾病如良性阵发性位置性眩晕（BPPV）、梅尼埃病等可以导致眩晕症状，但通常伴随着耳鸣、听力减退或耳痛等症状。而前庭性偏头痛的眩晕通常不伴有这些特征。

2 颈椎问题引起的眩晕

颈椎问题如颈椎病变或颈椎关节紊乱也可以导致头晕或眩晕，尤其是头部姿势改变时。然而，前庭性偏头痛通常伴随着头痛发作，而颈椎相关的眩晕则可能伴有颈部疼痛或僵硬。

3 心血管疾病引起的眩晕

心律不齐、心脏病或低血压等心血管问题也可能导致眩晕。这些情况下，眩晕通常伴有其他心血管症状，如心悸、胸痛或气短等。

4 神经系统问题引起的眩晕

神经系统问题如中耳神经炎或其他神经性眩晕症状也需要考虑在内。这些情况下，眩晕可能伴有其他神经系统症状，如感觉异常、运动障碍等。

❓ 011

偏头痛与胃肠道疾病之间有什么关系？

胃肠道系统和中枢神经系统之间存在双向关系。越来越多的研究表明，与健康人群相比，胃肠道疾病患者中发生偏头痛的频率明显增加，而偏头痛常伴有恶心呕吐、腹泻、便秘和消化不良等胃肠道症状。这可能与胃肠道中数以万亿计的肠道菌群和脑－肠轴有关（图 2-5）。

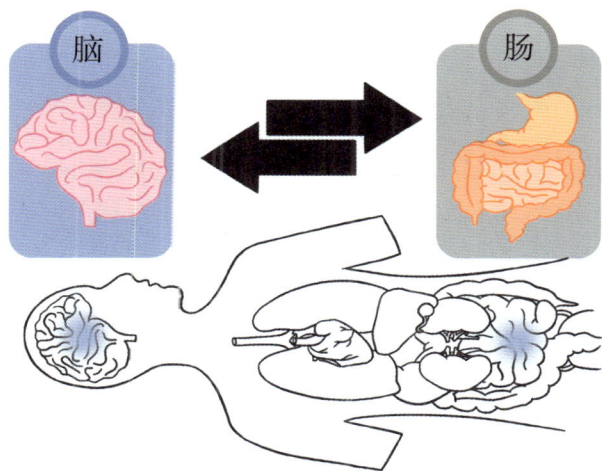

脑

肠

图 2-5　大脑与胃肠道

腹型偏头痛，又称与偏头痛相关的周期综合征，是一种反复突发的中、重度腹痛，或可伴有恶心呕吐、畏声畏光、面色苍白或头痛等症状，发作可间隔数周至数月。腹型偏头痛主要在儿童期发病，但成人也可发病，且症状与儿童相似。

腹型偏头痛与其他消化道疾病需要进行鉴别诊断。

❶ 消化道感染：如胃肠炎或胃肠道病毒感染，通常伴有发热、腹泻、呕吐等症状。而腹性偏头痛并不伴随发热。

❷ 肠易激综合征（IBS）：特征是腹部疼痛或不适，伴随着排便习惯的改变，例如腹泻或便秘，但通常不伴有头痛，与腹性偏头痛区别较大。

❸ 消化性溃疡：消化性溃疡可能表现为上腹部疼痛，通常与饮食有关，如饥饿时或食后疼痛，并可能伴有消化不良、反酸等症状，以此可以鉴别。

❓012

偏头痛与卵圆孔未闭之间有什么关系？

偏头痛与卵圆孔未闭之间的关系目前尚未完全明确，但一些研究表明其存在一定的相关性。卵圆孔未闭是指胎儿在出生后卵圆孔没有完全关闭的情况，这是胎儿在子宫中的正常生理现象之一，但在出生后应该逐渐闭合。未闭的卵圆孔可能会导致心血管系统的异常，例如影响血液流动（图2-6）。

有些研究指出，偏头痛患者中有相对较高比例的人存在卵圆孔未闭。理论上，未闭的卵圆孔可以导致血液中的微小气泡通过右心房到达左心房，然后进入动脉系统，从而影响大脑的血液供应和气体交换，可能会增加偏头痛的风险。然而，并非所有的偏头痛患者都有卵圆孔未闭，也不是所有的卵圆孔未闭都会导致偏头痛。

虽然有些研究支持这一相关性，但并没有足够的证据证明卵圆孔未闭是偏头痛的直接原因之一。因此，需要更多的研究来确定这两者之间的确切关系，以及卵圆孔未闭对偏头痛的影响程度。

若存在卵圆孔未闭，并且出现了偏头痛或其他症状，建议向医生咨询，以获取个体化的诊断和治疗建议。

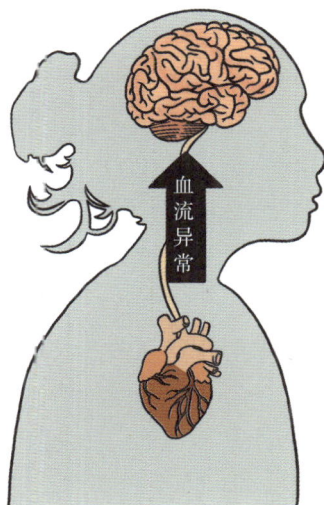

图 2-6　大脑与心脏

第三章
得了偏头痛怎么办

偏头痛患者应该去哪个科室就诊？

偏头痛患者应该做哪些检查？

偏头痛患者可以服用哪些止痛药？

偏头痛患者可以服用哪些特异性止痛药？

哪些中药可以治疗偏头痛？

......

? 001

偏头痛患者应该去哪个科室就诊？

偏头痛患者通常可以首先去神经内科就诊，因为偏头痛属于神经系统疾病的一种。神经内科医生能够进行全面的评估，并根据症状和病史制定相应的治疗方案。

在一些医疗体系中，也有专门治疗头痛和偏头痛的头痛诊所或头痛中心，患者可以直接就诊。另外，一些大医院的神经外科或神经病学部门也可能有相关专业医生能够提供诊断和治疗服务。

如果感觉偏头痛对于自己心理造成了极大的压力，也可以考虑同时就诊于神经内科和心理科（精神科）。此外，若并发有其他系统疾病，也可考虑到相应科室就诊。

? 002

偏头痛患者应该做哪些检查？

对于偏头痛患者，医生可能会建议进行一系列检查来排除其他可能引起头痛的潜在病因，并帮助确定最佳的治疗方案。一般来说，这些检查可能包括以下几项。

1 头部影像学检查

如头部 CT（计算机断层扫描）或 MRI（磁共振成像）、MRA（磁共振动脉血管成像）、MRV（磁共振静脉血管成像）。这些检查可以排除颅内异常，如脑肿瘤、出血或血管异常，尤其是对于疼痛类型或症状持续时间发生变化的患者更为重要。

2 血液检查

用于排除其他可能导致头痛的病因，如感染、炎症或代谢性疾病。

3 神经系统检查

医生可能会进行神经系统的评估，以确定是否存在其他神经系统异常，如感觉丧失、肌力减退等。

对于大多数偏头痛患者而言，如果头痛的特征没有明显改变且没有其他症状，这些检查可能不是必需的。然而，如果头痛症状突然出现、频繁发作、持续时间延长或伴随其他症状，则可能需要进行更全面的评估和检查。若头痛患者有下述任何一项，则建议进行神经影像学检查。

❶ 意识水平下降或认知功能受损。

❷ 用力、性交、咳嗽、喷嚏等情况下疼痛加重。

❸ 疼痛、病情进行性加重。

❹ 颈项强直。

❺ 存在局灶性神经体征。

❻ 50 岁以上首次发作头痛的患者。

❼ 突然发生的迅速达到高峰的剧烈头痛。

❽ 头痛性质发生改变。

若头痛患者同时满足下述中的 6 项，可暂不做神经影像学检查。

❶ 过去有类似头痛史。

❷ 生命体征正常。

❸ 意识和认知功能正常。

❹ 无脑膜刺激征。

❺ 无神经系统阳性体征。

❻ 头痛可自发缓解。

这些检查的意义在于排除其他可能的病因，确定头痛的确切类型（如偏头痛、张力性头痛等），确定最佳的治疗方法。通过这些检查，医生可以更好地了解患者的病情，为其制定个性化的治疗计划，并排除潜在的严重病情。具体的检查和检查时机应听从医生专业意见。

❓003

偏头痛患者可以服用哪些止痛药？

根据《中国偏头痛诊治指南（2022 版）》中的推荐，偏头痛患者急性发作期可以服用的药物主要分为非特异性药物和特异性药物两大类，其中非特异性药物主要包括以下几种。

1 非甾体抗炎药

非甾体抗炎药是偏头痛急性期治疗使用最广泛的药物，常见的非甾体抗炎药包括阿司匹林、布洛芬、萘普生等。它们通常作为急性偏头痛发作的治疗药物，具有抗炎止痛、扩张血管、减轻炎症反应的作用，能够快速缓解头痛和相关症状。然而，长期大剂量使用非甾体抗炎药可能会引起胃肠道不良反应、肝肾损伤及粒细胞减少等其他不良反应，因此在使用时应遵医嘱，并注意避免长期大量使用。此外，阿司匹林及其他非甾体抗炎药均有可能诱发哮喘，需排除禁忌后应用。

2 对乙酰氨基酚

对乙酰氨基酚被广泛用于缓解轻至中度的头痛，但其对偏头痛的确切效果仍存在争议。对乙酰氨基酚在减轻偏头痛方面不如非甾体抗炎药有效，特别是对于中度至重度的偏头痛。但对乙酰氨基酚较为安全，且耐受性较好，3个月以上婴儿及儿童也可应用。

3 含咖啡因复方制剂

含咖啡因的复方制剂在国内应用较为普遍，咖啡因能够促进脑血管收缩，从而减轻头部血管扩张引起的头痛。此外咖啡因与其他止痛药物（如布洛芬、对乙酰氨基酚）联合使用时，会增强它们的止痛效果，使用复方制剂能更有效地缓解中度至重度头痛。需要注意的是，长期、过量地使用含咖啡因的复方制剂可能会导致咖啡因依赖性和耐受性增加，甚至引发其他不良反应，如心律失常、失眠等。

? 004

偏头痛患者可以服用哪些特异性止痛药？

偏头痛患者可服用的特异性药物主要包括以下几种（表1）。

1 曲普坦类药物

曲普坦类药物为 $5-HT_{1B/1D}$ 受体激动剂，可以通过减少血管扩张、减轻疼痛信号传导以及阻断炎症反应来缓解偏头痛症状。目前国内上市的口服剂型有舒马普坦、利扎曲普坦和佐米曲普坦，鼻喷剂型有佐米曲普坦。它们是治疗偏头痛急性发作的有效药物之一，尤其适用于那些对其他药物治疗无效或不能耐受的患者。然而，使用曲普坦类药物时可能会引起头晕、恶心、乏力、肌肉疼痛等不良反应。需注意具有缺血性冠状动脉疾病、缺血性脑血管病和缺血性外周血管病等病史以及不易控制的高血压患者禁用。

2 斯坦类药物

斯坦类药物是一类用于治疗偏头痛的新型药物，主要是通过调节 5-HT 受体来缓解偏头痛症状。目前，代表性的斯坦类药物是拉西加坦。由于其没有 $5-HT_{1B}$ 受体活性，不存在曲普坦类药物收缩血管的不良反应。斯坦类药物通常用于缓解偏头痛发作，减轻头痛、恶心、光声敏感等偏头痛症状，而不是预防性地减少偏头痛的发生。需要注意的是，斯坦类药物存在中枢抑制作用和导致药物过度使用性头痛的风险。

3 吉泮类药物

吉泮类药物是 CGRP 受体拮抗剂，其脂溶性较弱，不易透过血 - 脑屏障，与曲普坦类药物相比较，无血管收缩作用和患药物过度使用性头痛的风险。目前用于成人偏头痛的急性治疗的吉泮类药物包括瑞美吉泮和乌布吉泮。同时，瑞美吉泮和乌布吉泮还有预防性治疗偏头痛的作用。

此外，麦角胺类药物由于不良反应较多、易产生药物依赖而淡出市场，且国内已难以获取，故此处不再详细介绍。

表 1　偏头痛推荐止痛药分类

	种类	特点
非特异性药物	非甾体抗炎药	应用广泛、快速缓解；存在不良反应，应遵医嘱，避免长期大量使用
	对乙酰氨基酚	效果略差，但较安全，易耐受，3 个月以上婴幼儿及儿童可使用
	含咖啡因复方制剂	可增强上两类的止痛效果；长期大量使用会导致依赖，且引起不良反应
特异性药物	曲普坦类药物	适用于其他药物治疗无效或不能耐受的患者；可引起血管收缩，对部分人群禁用
	斯坦类药物	不存在收缩血管的不良反应；存在中枢抑制作用和导致药物过度使用性头痛的风险
	吉泮类药物	无血管收缩作用和患药物过度使用性头痛的风险

❓ 005

哪些中药可以治疗偏头痛？

中药在治疗偏头痛方面有长期的传统应用和大量的临床实践，偏头痛患者在选择中药治疗时，可以考虑以下一些常用的中药治疗方法。

❶ 白芷：白芷具有疏散风寒、解表止痛的功效，常用于治疗偏头痛。可以单独使用或与其他药物配伍使用。

知识链接

《本草纲目》故事——白芷治疗偏头痛

南宋官吏王璆在其著作《是斋百一选方》中记载：王定国病风头痛，至都梁求明医杨介治之，连进三丸，即时病愈。恳求其方，则用香白芷一味，洗晒为末，炼蜜丸弹子大。每嚼一丸，以茶清或荆芥汤化下。遂命名都梁丸。其药治头风眩晕，女人胎前产后，伤风头痛，血风头痛，皆效。

❷ 川芎：川芎有舒经活络、调畅气血的作用，对于由气滞血瘀所致的偏头痛具有一定疗效。常与其他药物如白芷、当归等搭配使用。

《本草纲目》故事——川芎治疗偏头痛

陈修园的《南雅堂医案》中有重用川芎的一则验案：有一位患者素有偏头痛，时发时止，而且疼痛多发生在左侧。在忧愁、劳碌、烦怒、外感风寒时加重，久治不愈。陈修园仔细了解病情后得知患者已患病五年左右，便告知患者若拖延下去，恐会影响眼睛。"久痛不愈，必至坏目"，这是从肝郁致病考虑，肝开窍于目，若久病伤肝则也会伤目。接着，陈修园便开出散偏汤原方，方中川芎重用至一两。患者用此方后果然有效，陈修园立即予以换方，用八珍汤后续调养。最终患者诸证悉平，多年头痛顽疾一朝而愈。

❸ 当归：当归具有活血调经、舒筋活络的功效，对于经脉血行不畅、气血不足导致的偏头痛有一定的治疗作用。常与川芎、白芷等药物配伍使用。

❹ 熟地黄：熟地黄具有滋阴补肾、养血安神的作用，适用于肝肾阴虚、血虚头痛的患者。可与人参、黄芪等配伍使用。

❺ 天麻：天麻有镇静安神、平肝息风的作用，适用于头痛、眩晕等症状较为显著的偏头痛患者。

❻ 香附：香附具有理气止痛、舒筋活络的功效，对于气滞血瘀所致的偏头痛有一定疗效。

以上中药常常以复方的形式应用，根据患者的具体情况，中医医生会结合患者的病情、体质和病因，进行个体化的中药处方调配。值得注意的是，中药治疗需要在中医医生的指导下进行，患者应避免自行购买和使用中药，以免引发不必要的不良反应。同时，中药治疗需要一定时间积累效果，患者需要持之以恒地坚持治疗。

?006

哪些中药方剂可以治疗外感头痛？

偏头痛在急性期可表现为不同的中医证候，在运用中药方剂治疗时需要辨证论治，对症用药。偏头痛在中医属于"头痛""头风"范畴，根据病因可分为外感与内伤，外感与内伤又可因疾病性质分为诸多证型。

偏头痛可因外感诱发或导致加重，这与外邪侵犯有着密不可分的关系，偏头痛的发生主要与风、寒、湿、热4种外邪相关，可分为以下3种证型。

1 外感风寒

［治法］疏风散寒。

［选方］川芎茶调饮加减。

［组成］川芎、白芷、羌活、荆芥、细辛、防风、薄荷、甘草，服法中需用清茶。

［方解］其中川芎、白芷、羌活疏风止痛为君，荆芥、细辛、防风、薄荷味辛能散，助君药疏风散寒为臣，甘草调和诸

药，茶凉润以佐制风药之燥性，共为佐使。

2 外感风热

［治法］疏风清热。

［选方］芎芷石膏汤加减。

［组成］川芎、白芷、石膏、菊花、羌活、藁本。

［方解］川芎、白芷、羌活、藁本疏风止痛，菊花疏风清热，石膏既能清热，又可制约白芷温燥之性。诸药合用，共奏疏风清热之功。

3 外感风湿

［治法］祛风胜湿。

［选方］羌活胜湿汤加减。

［组成］羌活、独活、藁本、防风、炙甘草、川芎、蔓荆子。

［方解］羌活、独活祛风胜湿止痛为君，防风、藁本、蔓荆子助君药奏祛风止痛之功，川芎为"血中气药"，可散血中之风湿邪气，甘草调和诸药。

若有化热，则选用九味羌活汤。九味羌活汤由羌活、防风、苍术、细辛、川芎、白芷、生地黄、黄芩、甘草组成。方中羌活祛风散寒、胜湿止痛，为治风寒湿邪在表之要药，为君；防风祛风除湿、散寒止痛，苍术发汗除湿，为臣药，共助羌活散寒除湿止痛；细辛、白芷、川芎散寒祛风止痛，生地、黄芩清热，为佐药，能防温燥伤津；甘草调和诸药为使。诸药合用，共奏发汗祛湿、兼清里热之功。

中药煎服法

中药煎服法是一种传统的中药服用方法，通过煎煮药材制成药汤后口服，以达到治疗疾病、调理身体的目的。

（1）煎药用水：以清净而无杂质的河水、井水以及自来水为宜，少数方剂需加黄酒、盐、醋等共同煎服。

（2）煎药用具：尽量使用砂锅、搪瓷、玻璃、不锈钢具，忌用铁、铝、铜器。

（3）煎药具体方法：①先将中药用冷水浸泡30分钟，加水量一般没过并略高于药面；②头煎：先用大火煮沸，再用小火保持沸腾30分钟左右，至药液剩余一小碗（200~300ml），倒出；③二煎：再次加水，刚浸过药面即可。大火煮沸，再用小火保持沸腾30分钟左右，至药液剩余一小碗，倒出。两次煎出液混合后分成两份服用。

（4）煎药的特殊要求：①先煎：先用水煎15~20分钟后再加入其他药物同煎，多为药性猛烈的药物或矿石贝壳类；②后下：在其他药物将要煎好时，再放入该药煎一二沸；③另煎：指单独煎好再冲入煎好的药汁中一同饮服；④另烊：指将胶类药物放入温水中溶化，再冲入煎好的药汁中混匀一同饮服；⑤冲服：直接将药汁冲入，溶化后一同饮服即可。

（5）每日一剂，煎二次（头煎、二煎），早晚各服一次。一般于饭后30分钟服药。

（6）部分方药煎服法会根据组成以及患者病情灵活变化，若有特殊之处，应按处方中的医嘱服药。

❓ 007

哪些中药方剂可以治疗内伤头痛？

1 肝阳上亢证

[治法] 平肝潜阳。

[选方] 天麻钩藤饮加减。

[组成] 天麻、钩藤、石决明、栀子、黄芩、川牛膝、杜仲、益母草、桑寄生、夜交藤、茯神。

[方解] 方中天麻、钩藤平肝息风为君药；石决明平肝潜阳、川牛膝引血下行助君药平肝息风，共为臣药；益母草活血利水，栀子、黄芩清肝降火，杜仲、桑寄生补益肝肾，夜交藤、茯神宁心安神，共为佐药。此方以平肝潜阳为主，又可补益肝肾。

2 肝郁化火证

[治法] 清肝泻火。

[选方] 龙胆泻肝汤加减。

[组成] 龙胆草、黄芩、栀子、泽泻、木通、车前子、当归、生地黄、柴胡、生甘草。

[方解] 方中龙胆草苦寒，泻肝胆实火为君药；黄芩、栀子苦寒泻火为臣药；泽泻、木通、车前子清热利湿，生地黄、当归滋阴养血，为佐药；用柴胡作肝胆引经药，甘草调和诸药，为使药。

3 肝肾阴虚证

［治法］滋补肝肾。

［选方］滋水清肝饮加减。

［组成］熟地黄、山药、山茱萸、牡丹皮、茯苓、泽泻、白芍、栀子、酸枣仁、当归、柴胡。

［方解］滋水清肝饮在六味地黄丸的基础上加白芍、柴胡、当归疏肝柔肝，栀子清热，枣仁安神。诸药共奏滋补肝肾、清热疏肝之功。

4 气血两虚证

［治法］益气养血。

［选方］八珍汤加减。

［组成］人参、白术、茯苓、炙甘草、当归、川芎、白芍药、熟地黄。

［方解］八珍汤由益气健脾之四君子汤（人参、白术、茯苓、炙甘草）与养血活血之四物汤（当归、川芎、白芍药、熟地黄）合方而成，故可气血双补。

5 风痰上犯证

［治法］燥湿化痰，平肝息风。

［选方］半夏白术天麻汤加减。

［组成］半夏、白术、天麻、茯苓、橘红、甘草。

［方解］半夏白术天麻汤中半夏、茯苓、橘红、甘草实际为二陈汤的核心药味，有燥湿化痰之功效。白术健脾燥湿，半夏燥湿化痰、降逆止呕，天麻平肝息风，与半夏同用，共为治

风痰眩晕头痛之要药。全方合用，有化痰息风之功效。

6 瘀血内阻证

〔治法〕活血通窍。

〔选方〕通窍活血汤加减。

〔组成〕赤芍、川芎、桃仁、红花、葱白、生姜、大枣、麝香，煎法中需用黄酒。

〔方解〕方中桃仁、红花、赤芍、川芎活血化瘀；麝香活血，通络开窍；生姜、大枣调和营卫；黄酒、葱白散达升腾，通利血脉，使活血化瘀之药力上达脑窍。诸药合用，共奏活血祛瘀、通络止痛之功。

知识链接

偏头痛的两期三辨四法

1. 偏头痛的"两期"

即"缓解期"与"发作期"。发作期相当于偏头痛急性期，缓解期相当于偏头痛间歇期。

2. 偏头痛的"三辨"

（1）一辨原发继发：可以根据症状、病史以及各种检查进行判断。在本书第二章已对偏头痛相似疾病进行了鉴别。

（2）二辨外感内伤：原发性偏头痛须辨别"外感"与"内伤"。

外感头痛：起病急，病程短，以风为主，可夹寒、夹热、夹湿。

内伤头痛：起病缓，病程较长，多与肝有关。

（3）三辨虚实：内伤头痛须辨"实"与"虚"。

实证：多与肝气郁有关。头痛且胀，多为肝阳；头痛呈跳痛，多为肝火；头重坠而胀，多为痰湿；头刺痛而部位固定，多为血瘀。

虚证：多与肝血虚有关。表现为头隐痛绵绵，或空痛，可同时兼有气虚、阴虚或阳虚的症状。

3. 偏头痛的"四法"

（1）通窍止痛法——多应用于发作期

头痛急性发作者，以川芎、白芷、细辛等研末，头痛时取适量药粉，塞于双侧鼻腔内，或嗅之。

头痛急性发作偏寒者，以附子、大青盐、细辛等研末，用法同前。

针刺手、足少阳经穴及阿是穴，用毫针泻法或用揿针治疗。推荐穴位：风池、太阳、率谷、合谷、百会、头维、外关、阿是穴。

（2）祛风止痛法——多应用于外感头痛缓解期

可参考中药方：酒黄芩 10~15g，羌活 10~15g，防风 10~12g，川芎 10~15g，白芷 10~15g，荆芥 6~10g，僵蚕 6~10g，细辛 3g（有毒），蔓荆子 10~12g，炙甘草 10g，水煎服。此为驱邪之剂，中病即止，不可久服，建议在专业中医生指导下服用。

针刺督脉及手太阴肺经穴，以毫针泻法为主，主穴可选百会、太阳、风池、列缺等。若为风寒头痛加风门、合谷；若为风热头痛加大椎、曲池、鱼际；若为风湿头痛加偏历、阴陵泉。其中大椎穴可点刺出血，风门穴可拔罐或艾灸。

（3）疏肝理气法——多应用于实证内伤头痛缓解期

对于肝郁气滞窍阻之头痛，可用下方加减：柴胡10~15g，制香附10~15g，川芎10~15g，黄连6~10g，僵蚕10~12g，酒黄芩10~15g，羌活8~10g，防风8~10g，白蒺藜10~15g，薄荷6~8g，郁金10~15g，甘草6~10g，水煎服。若头胀痛者加天麻10g、钩藤10~15g；舌红、口干口苦者加栀子10~15g、竹茹15~20g；舌质紫黯、痛有定处者加桃仁10~15g、红花10~12g。

若肝风夹痰瘀上扰所致头痛者，可选用王永炎院士川芎定痛饮加减：川芎15~30g，川牛膝10~15g，钩藤10~15g，萆薢10~15g，菊花10~15g，白蒺藜10~12g，生薏苡仁15~30g，白豆蔻3~6g，清半夏9~10g，赤芍10~15g。

（4）益气养血、温阳通络法——多用于虚证内伤头痛缓解期

气血偏虚者，可选用当归10~15g，桂枝10~15g，白芍10~15g，生姜10~15g，川芎10~15g，红景天10~15g，牛膝10~15g，炙甘草6~10g，黄芪20~30g，吴茱萸6g，党参15~20g，通草6~8g，水煎服。

阳虚偏重者可选用羌活10~15g，制附子10~15g，麻黄6~10g，细辛3g，防风10~15g，生黄芪20~40g，白芷10~15g，全蝎6~10g，水煎服。

❓008

什么时候服用药物才是治疗偏头痛的最佳时机?

治疗偏头痛的最佳时机是在头痛刚开始时,或感觉到头痛即将开始时。这个时机通常被称为"发作期内早期治疗"。头痛发作初期,血管扩张和神经炎症的过程还没有完全发展,此时使用药物可以更有效地控制症状并减轻疼痛。如果等到头痛严重到无法忍受时才服药,可能会降低药物的疗效,延长疼痛持续时间,甚至导致药物失效。

因此,建议在头痛发作初期或感觉到头痛即将发作时,立即服用预防或缓解偏头痛的药物,以提高治疗效果。同时,合理的生活方式管理和预防策略也是减少偏头痛发作的重要手段,如保持规律的作息时间、避免诱发因素、合理饮食、定期运动等。

❓009

偏头痛患者可以选择针灸治疗偏头痛吗?

针灸治疗偏头痛的历史悠久,具有操作便捷、疗效显著的特点,目前多项研究表明,针灸在治疗偏头痛方面有着独特的优势。针灸作为一种传统中医疗法，在治疗偏头痛，尤其是内伤偏头痛方面疗效显著。在偏头痛急性期，可通过辨经论治和辨证论治，采用强刺激穴位诱导得气效应，以达到通经活络、行气止痛的目的，从而迅速获得镇痛效果。

一般而言，针灸治疗偏头痛可以选择在百会、丝竹空、率谷、太阳、风池以及一些压痛点取穴。根据经络辨证可以增加配穴。

❶ 太阳经头痛：表现为眉棱骨疼痛伴有肩颈不适，可选择天柱、昆仑、后溪等穴位。

❷ 阳明经头痛：表现为前额头痛，颈前两侧有压痛，可选择头维、内庭、合谷等穴位。

❸ 少阳经头痛：表现为头颞部疼痛，可选用阳陵泉、外关等穴位。

❹ 厥阴经头痛：表现为颠顶头痛，可选用百会、太冲、内关等穴位。

另一方面，也可以结合其他辨证方法，选择增加配穴。若有肝阳上亢、肝火上炎者，加太冲、侠溪穴，以平肝潜阳、清肝泻火。若气血亏虚，加足三里、三阴交；若肝肾阴虚，选百会、太冲、肾俞、涌泉等穴位。若兼有瘀血者，加血海、膈俞；兼有痰湿者，配中脘、丰隆。治疗痰瘀或痰浊较重者，还可以选择放血疗法。若寒湿较重，也可选择艾灸的方式。

在针灸治疗偏头痛时，针灸科医生会根据患者的具体症状、体质、舌象、脉象等进行辨证论治，选择相应的穴位和配伍方法进行治疗。此外，针灸治疗偏头痛还常常结合调理患者的生活作息、饮食习惯等，综合治疗以达到更好的疗效。值得注意的是，针灸治疗偏头痛需要由经验丰富的专业针灸师进行操作，切不可擅自操作，以免造成损伤。

知识链接

华佗针灸治曹操头疾

《三国志》：太祖苦头风，每发，心乱目眩，佗针鬲，随手而瘥。然本作士人，以医见业，意常自悔。后太祖亲理，得病笃重，使佗专视。佗曰："此近难济，恒事攻治，可延岁月。"佗久远家思归，因曰："当得家书，方欲暂还耳。"到家，辞以妻病，数乞期不反。太祖累书呼，犹不上道。太祖大怒，使人往检，若妻信病，赐小豆四十斛，宽假限日；若其虚诈，便收送之。于是传付许狱，考验首服。荀彧请曰："佗术实工，人命所县，宜含宥之。"太祖曰："不忧，天下当无此鼠辈耶？"遂考竟佗。佗临死，出一卷书与狱吏，曰："此可以活人。"吏畏法不受，佗亦不强，索火烧之。佗死后，太祖头风未除。太祖曰："佗能愈此。小人养吾病，欲以自重，然吾不杀此子，亦终当不为我断此根源耳。"

译文：三国时期，曹操为头痛病所苦，每当发作则心烦意乱、眼花眩晕。华佗只要针刺膈俞穴这个部位，便针到病除。不过华佗本来是读书人，用行医作为自己的职业，心里常常感到后悔。后来曹操处理国事，疾病更甚，便让华佗专为他看病。华佗说："这病短时间难以治好，只有经常进行治疗，才能延长寿命。"又因华佗长期远离家乡，意欲回乡探望，于是说："刚收到家信，短期内正要回家一趟。"到家后，以妻子有病做托词，屡屡告假不归。曹操多次写信召唤，华佗仍不归。曹操震怒，派人前往查看，若华佗妻子确实有病，就赐给四十斛小豆，放宽假期时间；若虚假欺骗，就逮捕押送他回来。于是，华佗便被押解交付许昌监狱，核实证据，本人服罪。荀彧向曹操求情说："华佗的医术确实高明，与人的生命密切相关，应该包涵宽容他。"曹操说："不用担忧，此等无能之辈，天下除了他就没有贤才了吗！"最终，华佗在狱中被拷问致死。华佗临死前，拿出一卷医书给狱吏说："这书可以用来救人性命。"狱吏因害怕触犯法律不敢接受，华佗也不勉强，讨取火来把书烧掉了。

华佗死后，曹操头痛病始终未愈。曹操说："华佗能治好这种病，佢他有意不根治，妄想用这种手段来使自己显得重要。我不杀掉他，他也不会替我断掉这病根的。"

偏头痛相关穴位

1.百会

百会穴为督脉之要穴，别名"三阳五会"，五行属火。本穴为手足三阳经与督脉之会，故名"百会"，意为百脉交汇之处。具有升阳固脱、醒脑开窍、宁心安神、通络止痛之效。主治颠顶头痛、眩晕、失眠、中风等脑系疾病以及脱肛、胃下垂等气虚下陷证。尤其适用于厥阴经头痛（颠顶痛）及因气血亏虚、清阳不升所致的头痛。

定位：在头部，前发际正中直上 5 寸（图 3-1）。

简便取穴法：两耳尖向上连线与头部正中线相交处凹陷中。

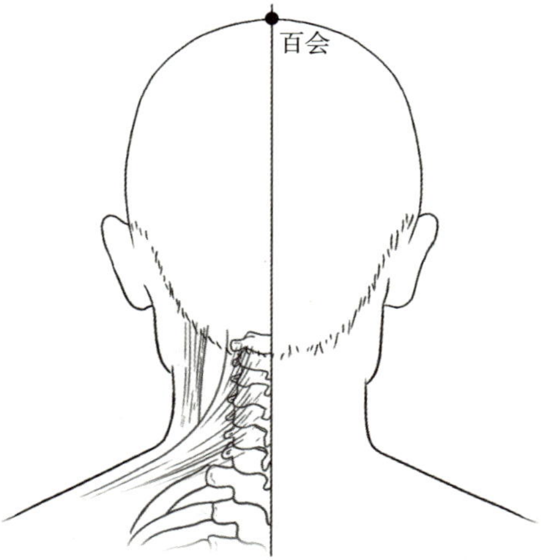

图 3-1　百会

2. 丝竹空

丝竹空为手少阳三焦经之穴，别名"目髎""眉梢"，五行属火。本穴因位于眉梢凹陷处，形似丝竹乐器末端之空窍，故名"丝竹空"。具有清热散风、明目止痛、疏调三焦之效。主治偏头痛、眩晕、目赤肿痛、眼睑眲动、视物不清、牙痛等头面症。尤其适用于头侧部疼痛（少阳经循行区域）及目疾相关症状。

定位：在面部，眉梢外侧凹陷中（图 3-2）。

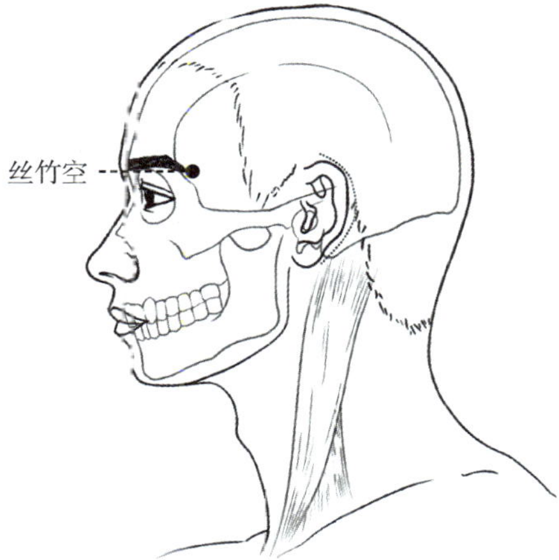

丝竹空------

图 3-2 丝竹空

3. 率谷

率谷为足少阳胆经之穴，别名"耳尖""蟀谷"。本穴名中，"率"有循行、引领之意，"谷"指肌肉结合处，古之谓"肉之大会"，因穴位位于头侧部凹陷处，为胆经循行所过，故名"率谷"。具有疏风清热、通络止痛、平肝息风之效。主治偏头痛、眩晕、耳鸣、耳聋、小儿惊风等症。擅治头侧部疼痛，因胆经循行于头侧，刺激此穴可疏通经气，缓解少阳经气血瘀滞。

定位：在头部，耳尖直上入发际 1.5 寸（图 3-3）。

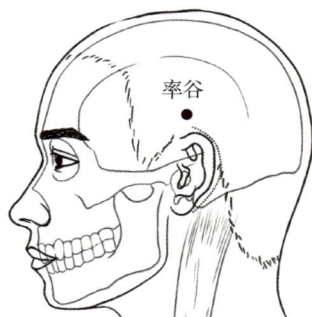

图 3-3　率谷

4. 太阳

太阳穴为经外奇穴，属头面部常用要穴，别名"颞颥""前关"。本穴因位于头颞部，为手足少阳经与阳维脉交汇之处，主疏泄阳热之气，故名"太阳"。具有疏风清热、通络止痛、清利头目之效。主治头痛、目赤肿痛、眼睑眴动、色盲及面瘫等症，尤其擅长缓解少阳经循行区域的头痛及目疾相关症状。

定位：在头部，眉梢与目外眦之间，向后约一横指的凹陷中（图 3-4）。

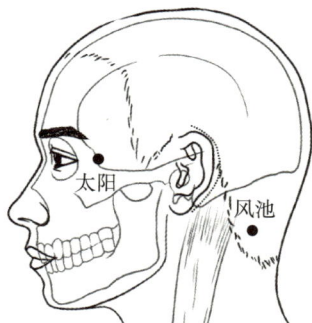

图 3-4　太阳、风池

5. 风池

风池为足少阳胆经之穴位,别名"热府",五行属火。本穴因位于颈项凹陷处,为风邪易侵之门户,具祛风散邪之功,故名"风池"。具有祛风解表、清头明目、通络止痛、平肝息风之效。主治头痛、眩晕、感冒、中风等内外风证,及颈项强痛、目赤肿痛、鼻塞、耳鸣等症。擅长疏解外感风邪及肝胆上亢引起的头面疾患。

定位:在颈后区,枕骨之下,胸锁乳突肌上端与斜方肌上端之间的凹陷中(图3-4)。

6. 天柱

天柱为足太阳膀胱经之穴,属头部要穴。因位于项部大筋(斜方肌)外侧,如擎天之柱,故名"天柱"。具有疏风解表、通络止痛之功。主治颈项强痛、头痛、肩背僵硬、目赤肿涌、鼻塞、眩晕等症。尤其擅长缓解外感风邪或长期劳损导致的颈项部疼痛。

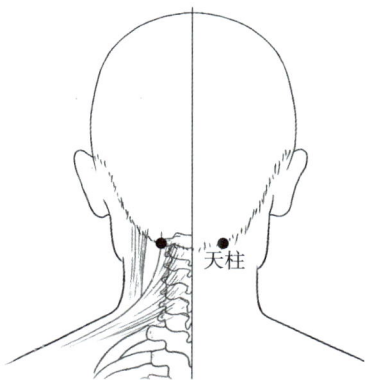

图3-5 天柱

定位：在颈后区，横平第2颈椎棘突上际，斜方肌外缘凹陷中（图3-5）。

简易取穴法：正坐低头，后发际正中旁开约两横指，按压斜方肌外侧凹陷处，有明显酸胀感即为此穴。

7. 昆仑

昆仑为足太阳膀胱经之经穴，五行属火。因外踝隆起如昆仑，穴在外踝之后，且为足太阳经气血汇聚之处，故名"昆仑"。具有疏通经络、清热止痛、强健腰膝之效。主治头痛、项强、腰痛、足跟痛、目眩、难产等症。尤其擅长缓解足太阳经循行区域的疼痛及头项不适。

定位：在踝区，外踝尖与跟腱之间的凹陷中（图3-6）。

注意事项：此穴孕妇应禁用，女性经期慎用。

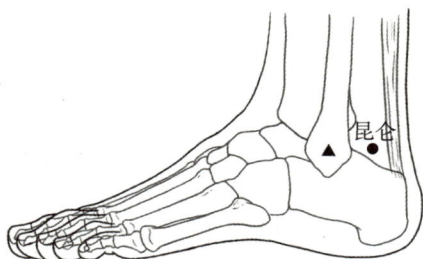

图3-6 昆仑

8. 后溪

后溪为手太阳小肠经之输穴，五行属木，属八脉交会穴之一（通督脉）。因位于掌指关节后，与前谷穴相对应，又因所处为筋膜之连接处，古之谓"肉之小会"，故名"后溪"。具有通督脉、清头目、舒筋活络之效。主治头痛、颈项强痛、落枕、目赤肿痛、急性腰痛、手指挛急、眩晕、热病、盗汗、疟疾等症。尤其擅长缓解手太阳经循行区域的疼痛及督脉相关病症。

定位：在手内侧，第5掌指关节尺侧近端赤白肉际凹陷中（图3-7）。

简易取穴法：微握拳，小指掌指关节后横纹尽头，按压有明显酸胀感处即为此穴。

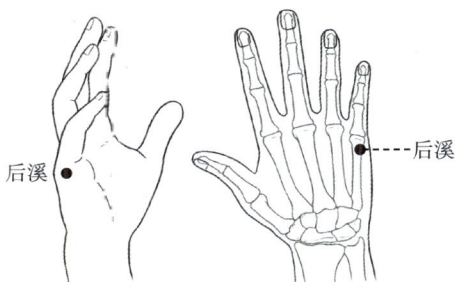

图3-7　后溪

9. 头维

头维为足阳明胃经之穴，别名"颡大"，为足阳明经与足少阳经、阳维脉的交会穴。维者，隅角、维系、维护也。此穴位于头之隅角、维系头冠之处，维护头角清阳之气及四肢阳气，故名"头维"。具有疏风清热、明目止痛、调和阳明经气之效。主治头痛、眩晕、目痛、迎风流泪、眼睑眴动等头面五官病症。尤其擅长缓解前额疼痛（阳明头痛），以及风热上扰头面所致的症状。

定位：在头部，额角发际直上0.5寸，头正中线旁开4.5寸（图3-8）。

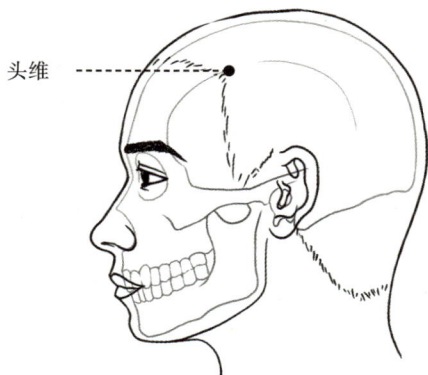

图 3-8　头维

10. 内庭

内庭为足阳明胃经之荥穴，五行属水。因穴位位于足背趾蹼凹陷处如庭院，故名"内庭"。具有清胃泻火、通络止痛、调和阳明经气之效。主治前额痛（阳明头痛）、牙痛、咽喉肿痛、口臭、热病等症，以及胃痛、吐酸、泄泻、痢疾、便秘等胃肠病症。尤其擅长清降胃火，缓解胃热上攻引起的头面疾患。

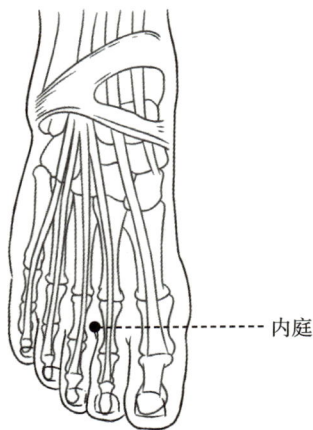

图 3-9　内庭

定位：在足背，第 2、3 趾间，趾蹼缘后方赤白肉际处（图 3-9）。

11. 合谷

合谷为手阳明大肠经之原穴，五行属木，别名"虎口"。因位于手背第1、2掌骨之间，大指与次指之肌肉，正为"肉之大会"，开则凹陷如谷，合则突起如山，故名"合谷"。具有疏风解表、通络止痛、清热泻火之效。主治头痛、牙痛、面瘫、目赤肿痛、咽喉肿痛等头面五官病症，以及感冒发热、上肢痹痛、腹痛便秘等症。尤其擅长治疗阳明经头面疾患及外感表证。

定位：在手背，第2掌骨桡侧的中点处（图3-10）。

简便取穴法：以一手的拇指指间关节横纹，放在另一手拇、食指之间的指蹼缘上，当拇指尖下是穴。

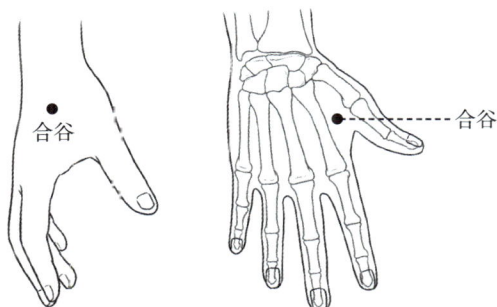

图3-10　合谷

12. 阳陵泉

阳陵泉为足少阳胆经之合穴，五行属土，属八会穴之"筋会"。因位于膝下外侧腓骨小头前，经气如泉水外流，故名"阳陵泉"，与阴陵泉相对。具有疏肝利胆、舒筋活络、清利湿热之效。主治偏头痛（少阳经头痛），黄疸、口苦、呕吐、胁痛等胆腑病症，以及下肢痿痹、肩痛、膝关节肿痛等筋病。尤其擅长缓解肝胆气滞及筋脉拘急相关病症。

定位：在小腿外侧，腓骨头前下方凹陷中（图 3–11）。

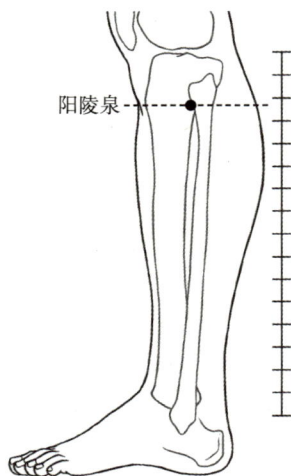

图 3–11　阳陵泉

13. 外关

外关为手少阳三焦经之络穴，属八脉交会穴之一（通阳维脉），五行属火。因穴位位于前臂外侧，为三焦经气血出入之关隘，故名"外关"，与内关穴相对。具有清热解表、通络止痛、疏调三焦之效。主治偏头痛（少阳经头痛）、热病、耳鸣耳聋、面痛目痛、齿痛咽痛、胁痛、上肢痹痛、感冒发热等症。尤其擅长疏解少阳经风热及外感表邪。

定位：在前臂后区，腕背侧远端横纹上 2 寸（约 3 横指），尺骨与桡骨间隙中点（图 3-12）。

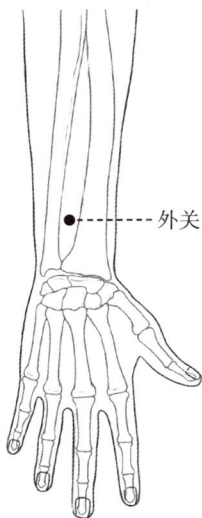

- - - - - - 外关

图 3-12 外关

14. 太冲

太冲为足厥阴肝经之输穴和原穴，五行属土。太即大，冲即要冲、通道之义，喻本穴为肝经大的通道所在，即原气所居之处，故名"太冲"。具有息肝风、清头目、理下焦之效。主治颠顶头痛、眩晕、胁痛、郁病、月经不调、目赤肿痛、失眠、高血压等病症。尤其擅长缓解肝郁气滞、肝阳上亢或肝郁化火引起的头面及胸胁疾患。

定位：在足背第 1、2 跖骨间，跖骨底结合部前方凹陷中，或触及动脉搏动处（图 3-13）。

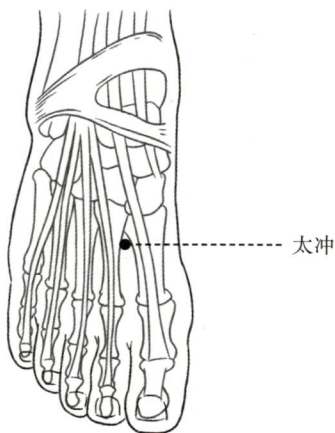

图 3-13　太冲

15. 内关

内关为手厥阴心包经之络穴，属八脉交会穴之一（通阴维脉），五行属火。因穴位位于前臂内侧，为心包经气血内行之关隘，故名"内关"，与外关穴相对。具有宁心安神、和胃降逆、宽胸理气之效。主治心悸、胸痛、胃痛、恶心呕吐、偏头痛、眩晕、失眠、郁病等症。尤其擅长调节心、胸、胃功能，缓解气机逆乱相关病症。

定位：在前臂前区，腕掌侧远端横纹上 2 寸（约 3 横指），掌长肌腱与桡侧腕屈肌腱之间（图 3-14）。

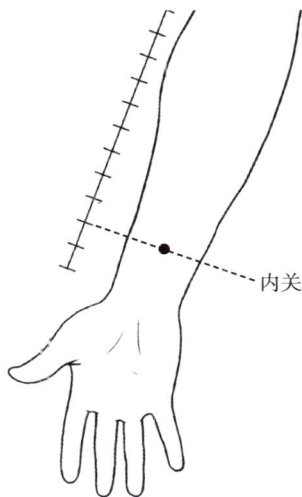

图 3-14　内关

16. 侠溪

　　侠溪为足少阳胆经之荥穴，五行属水。因穴位位于足背第 4、5 趾间凹陷，两趾间筋膜正为"肉之小会"，故名"侠溪"。具有清利肝胆、通络止痛、疏风散热之效。主治头痛、眩晕、目赤肿痛、耳鸣、耳聋等头面五官病症及胁痛、乳痈、热病等，尤其擅长缓解肝胆火旺或风热上攻引起的头面及胁肋部疾患。

　　定位：在足背，第 4、5 跖骨间，趾蹼缘后方赤白肉际处（图 3-15）。

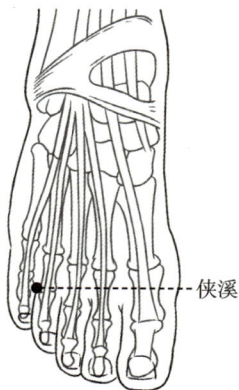

图 3-15　侠溪

17. 足三里

足三里为足阳明胃经之合穴，五行属土。足者，示别于手三里也。具有健脾和胃、扶正培元、通经活络、升降气机的作用。主治胃痛、腹胀、虚劳羸瘦、下肢痿痹、头晕、水肿等症。被誉为"保健要穴"，尤其擅长调理脾胃功能及增强正气。

定位：在小腿前外侧，当犊鼻下 3 寸，距胫骨前缘 1 横指（中指）。犊鼻穴即外膝眼，在髌骨下缘，髌韧带外侧凹陷中（图 3-16）。

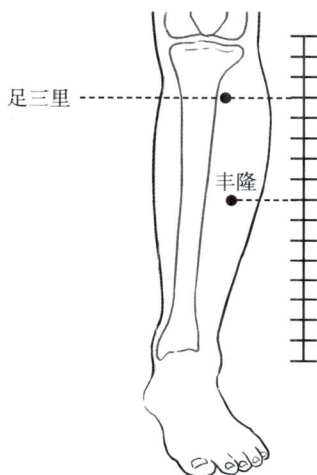

足三里

丰隆

图 3-16 足三里、丰隆

18. 三阴交

三阴交为足太阴脾经之要穴，属肝、脾、肾三阴经交会之处，故名"三阴交"。因可调和三脏气血，被誉为"妇科圣穴"。具有健脾益血、调补肝肾、滋阴安神、通经活络之效。尤其擅长调理妇科及生殖系统疾病，对改善阴虚、血虚有较好效果。

定位：在小腿内侧，内踝尖上 3 寸（约 4 横指），胫骨内侧缘后际（图 3-17）。

注意事项：此穴孕妇禁针。

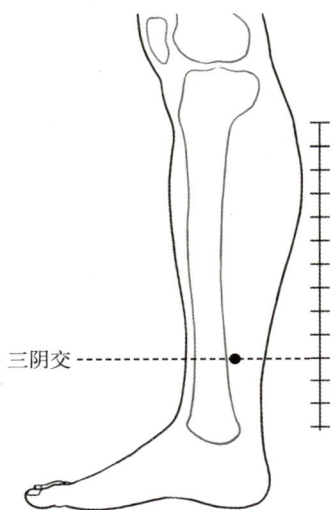

图 3-17　三阴交

19. 肾俞

肾俞属足太阳膀胱经，是肾的背俞穴。肾即肾脏，俞即输注，本穴是肾气转输于后背体表的部位，故名肾俞。具有调肾气、强腰脊、聪耳目之功效，主治头晕、耳鸣、耳聋、慢性腹泻、气喘、腰酸痛、遗精、阳痿、不育等肾虚病症。

定位：在脊柱区，第 2 腰椎棘突下，后正中线旁开 1.5 寸（图 3-18）。

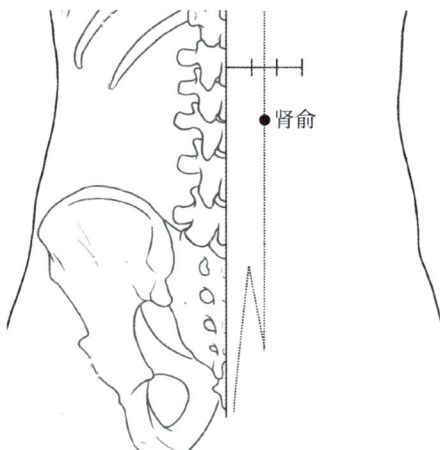

图 3-18　肾俞

20. 涌泉

　　涌泉为足少阴肾经之井穴，五行属木，别名"地卫"。因穴居足底，肾之经气自下向上如泉水涌出，故名"涌泉"。具有滋阴降火、引火归元、醒脑开窍、通络止痛之效。主治头痛、眩晕、失眠、咽喉肿痛、足心热、小儿惊风、高血压等症。尤其擅长治疗阴虚火旺及肾精不足引起的头面及足部疾患。

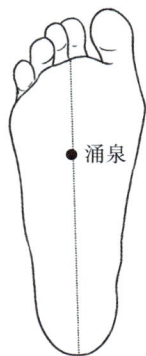

图 3-19　涌泉

　　定位：卧位或伸腿坐位，卷足，约当足底第 2、3 趾蹼缘与足跟连线的前 1/3 和后 2/3 交点凹陷中（图 3-19）。

　　简便取穴法：在足底，屈足卷趾时足心最凹陷中。

注意事项：针刺时要防止刺伤足底动脉弓。临床常用灸法或药物贴敷。

21. 血海

血海为足太阴脾经之穴，别名"百虫窠"。血，指气血；海，百川皆归之处。本穴善治各种血症，犹如聚溢血重归于海，故名血海。具有活血调经、祛瘀止痛、健脾利湿之效。主治月经不调、痛经、崩漏、闭经、血瘀头痛、皮肤瘙痒、湿疹、下肢痿痹等症。尤其擅长治疗血瘀证及妇科血证，兼可调理脾虚湿盛相关病症。

定位：在股前区，髌底内侧端上 2 寸，股内侧肌隆起处（图 3-20）。

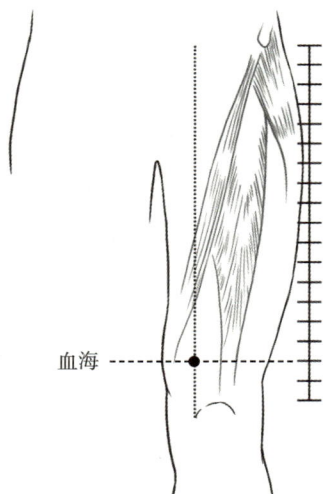

图 3-20 血海

22. 膈俞

膈俞为足太阳膀胱经之背俞穴，属八会穴之"血会"。因与膈膜相应，本穴是横膈之气转输的部位，故名膈俞。具有宽胸理气、活血通脉、调和气血之效。主治血瘀证、胸胁胀痛、呃逆、呕吐、贫血、咳嗽、气喘、皮肤瘙痒、潮热、盗汗等症。尤其擅长调理血分疾病及膈肌功能异常相关病症。

定位：在脊柱区，第7胸椎棘突下，后正中线旁开1.5寸（图3-21）。

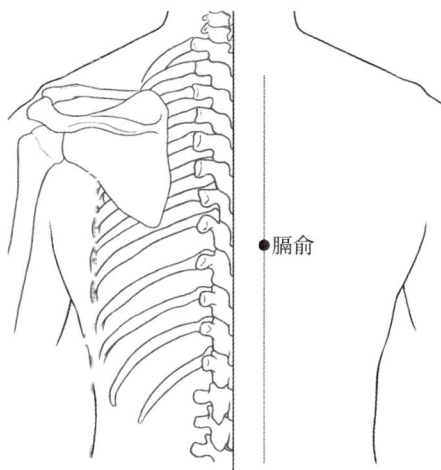

图 3-21 膈俞

23. 中脘

中脘为任脉之穴，属胃之募穴，八会穴之"腑会"，为六腑之气汇聚之处。中即中间，脘即胃脘，此穴当胃脘之中部，故名中脘。具有和胃健脾、降逆利湿、通调腑气之效。主治胃痛、腹胀、呕吐、消化不良、泄泻、黄疸、失眠、癫狂等症。尤其擅长健脾祛湿、调理脾胃功能，为治疗消化系统疾病的核心穴位。

定位：在上腹部，脐中上4寸，前正中线上（图3-22）。

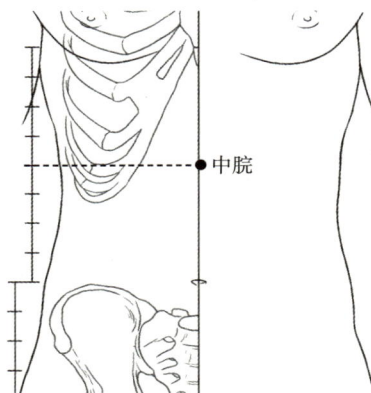

中脘

图3-22　中脘

24. 丰隆

丰隆为足阳明胃经之络穴，五行属土。该穴处肌肉丰满隆盛，为足太阴、阳明之络穴，有地气丰隆、云雷所生之意，犹雷起地下，行云施雨，雨后天晴，故名丰隆。具有化痰祛湿、通络止痛、健脾和胃之效。主治痰湿头痛、眩晕、咳嗽、哮喘、癫狂、下肢痿痹、便秘、肥胖等症。尤其擅长清除痰浊、疏通阳明经气，是治疗痰湿证的核心穴位。

定位：在小腿外侧，外踝尖上8寸，胫骨前肌的外缘（图3-16）。

？010

偏头痛患者可以选择推拿治疗偏头痛吗？

推拿属于中医外治法范畴，是中医学丰富的治疗手段的重要组成部分，主要通过手法作用于人体体表的特定部位，对机体产生影响，具有疏通经络、行气活血、理筋整骨、滑利关节，以及调整脏腑功能、增强抗病能力等作用。一项研究表明，推拿除了具有明显的止痛作用外，对缓解偏头痛患者脑血管痉挛、改善脑血流也起到了积极的作用（图 3-23、图 3-24）。

与针灸疗法类似，推拿疗法同样需要在经络辨证和脏腑辩证的指导下通过穴位刺激开展治疗。在进行偏头痛治疗时，通常在头面部和颈肩部进行操作。具体部位在头面六阳经及督脉循行部位，如攒竹、头维、太阳、百会等穴位；以及肩颈部的太阳经、少阳经及督脉循行部位，如风府、风池、天柱、大椎等穴位。也可根据偏头痛特点随证加减（图 3-25~ 图 3-28）。

❶ 若为因外感诱发的偏头痛，则应在背部太阳经循行部位进行操作。

❷ 若为因肝阳上亢引起者，则应重点推按少阳经，并配合太冲、太溪、行间等穴位。

❸ 由痰浊引起者，可以配合摩腹，并按揉脾俞、胃俞、大肠俞、足三里、丰隆等穴。

❹ 由瘀血引起者，可配合按揉合谷、血海、太冲等穴。

需要注意的是，推拿治疗偏头痛的效果因人而异，对于一些患者可能会有较好的效果，而对于另一些患者可能效果不明显。此外，推拿作为一种辅助疗法，通常需要长期坚持，并结合其他治疗手段，如药物治疗、生活方式调整等，才能达到更好的治疗效果。

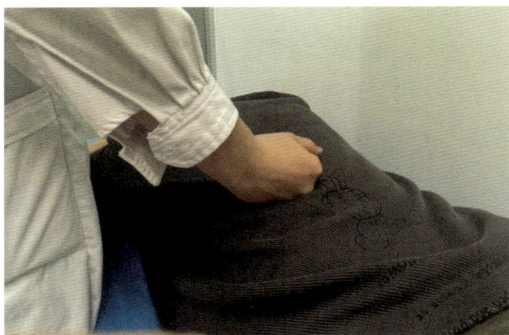

图 3-23　推拿：背部太阳经擦法

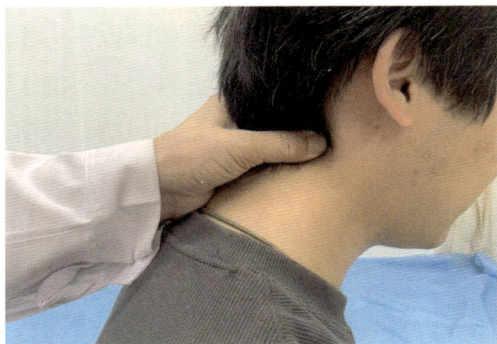

图 3-24　推拿：肩颈部拿法

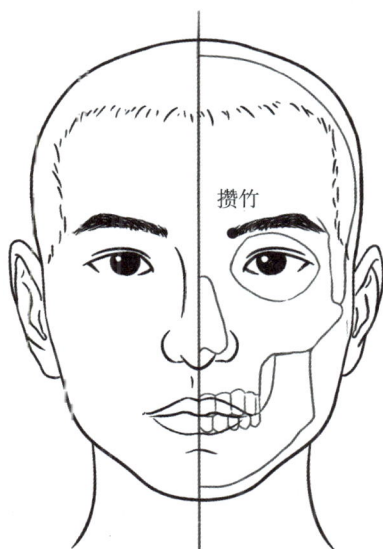

图 3-25　攒竹

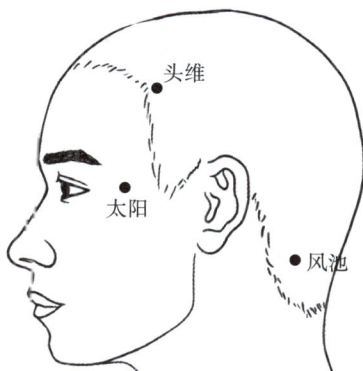

图 3-26　头维、太阳、风池

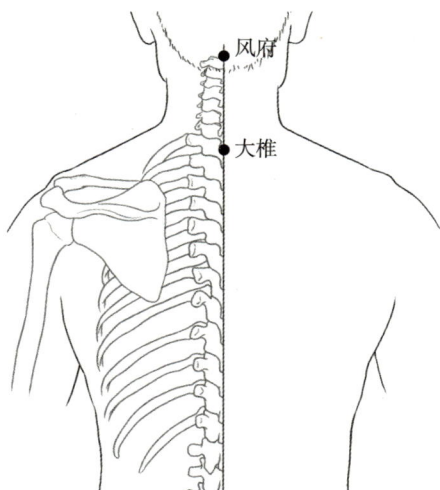

图 3-27　风府、大椎

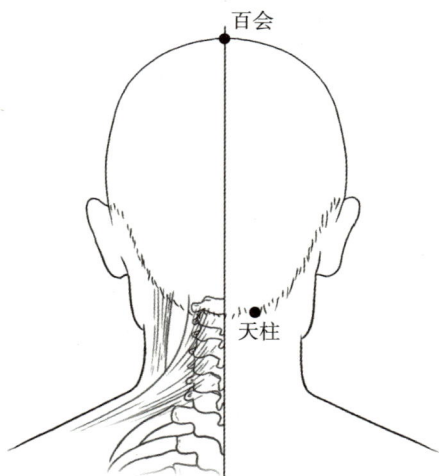

图 3-28　百会、天柱

？011

偏头痛患者有哪些便捷方法可以快速缓解疼痛？

偏头痛患者在疼痛发作时，通常急需快速缓解疼痛。以下是一些常见的便捷方法，可以快速止痛（图 3-29）。

1 使用止痛药、止痛喷雾或贴片

常用的止痛药在第三章第 3 问中进行了详细的介绍。在偏头痛发作时可以先选择其他止痛方法，若效果不明显且头痛有明显加重的趋势时，应选择止痛药物帮助减轻头痛。在服用止痛药时，请务必按照说明书上的剂量使用。有些药物以喷雾或贴片的形式供应，可以直接在皮肤上使用，止痛喷雾或贴片通常可以缓解疼痛症状，这些产品中常用的成分如布洛芬、对乙酰氨基酚等可以帮助迅速缓解疼痛和减轻炎症。

2 按摩或穴位按压

轻轻按摩颈部和肩部，或用梳子梳头，都可以帮助缓解偏头痛引起的肌肉紧张，减轻疼痛感。按压穴位如攒竹穴、太阳穴、率谷穴、合谷穴、太冲穴等可以起到止痛的作用。在按压这些穴位时，可以选择轻柔地按摩或加以适度的压力按压，每个穴位按压约 1~2 分钟，可以根据个人的感觉适当延长时间。在按压穴位时，可以配合深呼吸来放松身心，增强缓解头痛的效果。部分患者在偏头痛发作时会伴有两侧鬓角颞浅动脉的剧烈搏动，通过按压搏动血管也可起到一定的缓解疼痛的作用。

3 深呼吸和放松

通过深呼吸和放松身体，可以帮助缓解偏头痛引起的紧张和焦虑，减轻疼痛感。

4 冷敷

将冰袋或冷敷贴敷在额头或颞部，有助于收缩血管和减轻疼痛。有部分患者的疼痛会因寒冷而加剧，此时可以选择热敷。

5 摄入咖啡因

小剂量的咖啡因可能有助于缓解偏头痛疼痛，因为咖啡因可以帮助促进血管收缩。但要注意不要过量摄入咖啡因，以免导致其他不良反应。部分患者在摄入咖啡因后，会引起偏头痛的发作，所以在选择缓解手段时应结合自身具体情况。

6 饮水

喝一些温水或清水，有助于缓解脱水引起的头痛，同时可以帮助清除体内的代谢产物。

以上方法只是一些常见的便捷方法，适用于一般偏头痛患者。然而，每个人的偏头痛可能有所不同，因此建议在使用任何药物或方法之前，先咨询医生，以确保安全和有效性。对于经常发作或严重的偏头痛，最好寻求医生的治疗和管理。

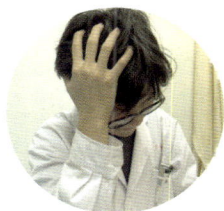

01　止痛药、止痛喷雾或贴片

02　按摩或穴位按压

03　深呼吸和放松

04　冷敷

05　摄入小剂量的咖啡因

06　饮用温水或清水

缓解

图 3-29　偏头痛的快速缓解方式

012

青少年偏头痛患者用药可以同成人吗?

对于青少年偏头痛患者来说,使用成人用药需要特别谨慎。一般情况下,成人用药可能含有较高的药物剂量,不适合青少年使用,因为青少年的身体尚未完全发育,药物代谢和药效可能与成人不同。《中国偏头痛诊治指南(2022 版)》中推荐如下。

❶ 对乙酰氨基酚可用于 3 个月以上婴儿及儿童。

❷ 布洛芬可用于 6 个月以上的儿童。

❸ 萘普生可用于 6 岁以上或体重 25kg 以上的儿童。

❹ 双氯芬酸可用于体重 16kg 以上的儿童。

❺ 阿司匹林可用于 10 岁以上儿童。

⑥ 麦角胺类药物不能用于儿童和青少年。

另外，中药治疗偏头痛也已积累了许多临床经验，有研究表明，都梁软胶囊和头痛宁胶囊可有效治疗偏头痛且安全性较高。其中头痛宁胶囊在用于儿童的临床研究中表现出了较好的疗效。

? 013

偏头痛患者怀孕期间还能吃中药或止痛药吗？

怀孕期间，特别是在前三个月（即怀孕初期：怀孕 14 周以前），需要极度谨慎地对待任何药物的使用，包括中药和止痛药。因为胎儿在这一时期的器官发育最为关键，药物的使用可能对胚胎产生负面影响。

对于偏头痛患者怀孕期间的治疗，建议谨慎使用药物，主要是因为以下几个原因。

❶ 传统中药可能含有复杂的药物成分，其安全性对于怀孕的影响并不完全清楚。因此，在怀孕期间最好避免使用中药，除非经过医生谨慎评估并指导使用。

❷ 大多数止痛药在怀孕早期都应该避免使用，尤其是非处方的成人用药。有证据表明对乙酰氨基酚在孕期应用相对安全，为孕期首选的急性期治疗用药，但仍建议尽可能地减少服用；其他非甾体抗炎药，包括布洛芬和萘普生，仅孕中期

（第 14 周至第 27 周末）可用；若孕妇呕吐症状严重，可以考虑使用甲氧氯普胺。必须强调的是，无论是何种药物，均不可以擅自服用，必须在专业医生指导下方可用药。

如果怀孕期间出现偏头痛，可以尝试一些非药物方法缓解症状，如休息、按摩、冷敷或热敷等。此外，也可以通过调整饮食、增加运动、学习放松技巧来减轻偏头痛的发作。总之，如果怀孕期间出现偏头痛，一定要咨询医生的意见，不要擅自使用任何药物，包括中药和止痛药。

? 014

偏头痛患者哺乳期能否吃治疗的药物？

哺乳期间对药物的使用也需要非常谨慎，因为药物成分可能会通过母乳传递给婴儿，可能对婴儿产生不利影响。对于偏头痛患者在哺乳期间的治疗，建议在以下情况下谨慎使用药物。

1 止痛药

在哺乳期间，可以选择一些相对安全的止痛药来缓解偏头痛症状，例如对乙酰氨基酚、布洛芬或双氯芬酸。这些药物在适当剂量下被认为是相对安全的，但仍建议在医生的指导下使用，并避免长期大量使用。

2 避免含有咖啡因的药物

一些止痛药或药物组合可能含有咖啡因，如含有阿司匹林、布洛芬或醋氨巴布丁的复方药。在哺乳期间，咖啡因的摄入应该控制，因此最好避免使用这类药物。

3 避免激素类药物

激素类药物在哺乳期间的使用也应该谨慎，因为它们可能会影响母乳的产生和质量，对婴儿产生不利影响。

总之，哺乳期间使用药物需要谨慎，在选择药物治疗前，一定要咨询医生的意见。医生会考虑您的具体情况，包括哺乳婴儿的年龄、您的健康状况以及药物的安全性，给出最合适的建议。在治疗偏头痛时，应尽量选择安全性较高的药物，并严格按照医生的建议使用。同时，也可以尝试一些非药物方法来缓解偏头痛症状，如休息、按摩、冷敷或热敷等。

? 015

什么是偏头痛的预防性治疗？

偏头痛的预防性治疗是指采取一系列措施或药物来减少偏头痛发作的频率、严重程度和持续时间。与急性治疗不同，预防性治疗旨在长期减少偏头痛的发作，从而提高患者的生活质量。预防性治疗的主要目的包括以下几点。

1 减少偏头痛发作的频率

通过预防性治疗，可以减少偏头痛发作的次数，使患者的生活更加稳定和舒适。此外，预防性治疗还可以减少因病情影响而导致的人际关系问题，增进与他人的交流与沟通。

2 减轻偏头痛发作的严重程度

预防性治疗可以降低偏头痛发作时的疼痛程度和持续时间，从而减少患者的痛苦和不适感。

3 降低对急性治疗药物的需求

通过有效的预防性治疗，可以减少对急性治疗药物的需求，从而降低药物的不良反应和滥用的风险，如防止药物过度使用性头痛的发生。

4 改善生活质量

通过减少偏头痛的发作，预防性治疗可以帮助患者更好地参与社交活动、工作和日常生活，提高生活质量。此外，预防性治疗对患者睡眠质量的改善也有较好的作用，有助于恢复身心健康。

5 减弱由偏头痛引起的心理疾患

防性治疗可以减少偏头痛的发作频率和严重程度，从而减轻患者的心理负担，降低焦虑和抑郁的发生率。当患者可以更好地控制自己的偏头痛症状，会增强自我控制感和自信心，从而减少对疾病的恐惧和焦虑。

预防性治疗的方法包括药物治疗和非药物治疗，具体的选择会根据患者的病情、健康状况和个人偏好来确定。一般来说，预防性治疗需要持续进行，并在医生的指导下进行调整和管理。

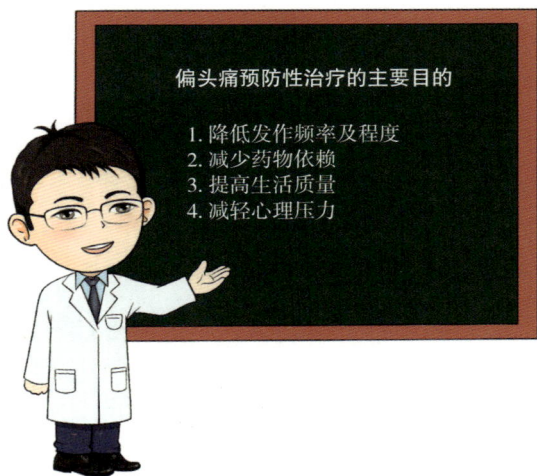

偏头痛预防性治疗的主要目的

1. 降低发作频率及程度
2. 减少药物依赖
3. 提高生活质量
4. 减轻心理压力

?016

哪些偏头痛患者适合进行预防性治疗？

偏头痛的预防性治疗通常考虑在以下情况下进行。

1 频繁发作

如果患者头痛的频率很高，比如每个月发作超过 2 次，甚至更频繁，预防性治疗可能是合适的选择。这可以帮助减少头痛的次数和严重程度。

2 头痛严重影响生活质量

如果头痛严重干扰了患者的日常生活、工作或学习，影响了其生活质量，预防性治疗可能是必要的。通过减少头痛的发作频率和严重程度，可以提高患者的生活质量。

3 急性治疗无效或有不良反应

如果急性治疗无法有效控制头痛，或者患者对急性治疗药物有不良反应或耐受性，预防性治疗可能是必要的选择。此外，若有药物过度使用性头痛的风险，也应该选择预防性治疗。

4 头痛与其他症状相关

如果头痛与其他症状（如患者的情绪障碍、睡眠障碍、神经系统疾病等）密切相关，或存在频繁、长时间或令患者极度不适的先兆，并且这些症状也需要治疗，预防性治疗可能是一种综合治疗的方式。

5 患者的健康状况适合预防性治疗

预防性治疗可能涉及长期使用药物或其他治疗方法，因此需要考虑患者的健康状况和药物耐受性。患者需要与医生一起评估治疗的风险和益处，以确定是否适合进行预防性治疗。

总之，预防性治疗通常在患者头痛频繁发作、严重影响生活质量、急性治疗无效或有不良反应、头痛与其他症状相关，以及患者的健康状况适合预防性治疗等情况下进行。最终的治疗决策应由患者与医生共同商讨和决定。

❓017

女性偏头痛患者孕期及哺乳期是否可以进行预防性治疗？

对于偏头痛患者在孕期和哺乳期是否可以进行预防性治疗，需要谨慎考虑，因为一些药物可能会对胎儿或婴儿产生影响。因此，在孕期和哺乳期，并不建议偏头痛患者应用预防性药物治疗，只有在治疗需要显著超过潜在风险时才考虑进行预防性治疗。

❓018

女性偏头痛患者在孕期如何进行预防性治疗？

1 药物治疗

大多数药物都存在一定程度的影响胎儿风险，因此在孕期应尽量避免使用药物预防性治疗。在孕期仍需要预防性治疗的患者，可以考虑使用一些相对安全的药物，首选低剂量普萘洛尔、美托洛尔；若合并焦虑抑郁时可考虑使用文拉法辛。有一些常用的偏头痛预防药物会增加先天缺陷、胎儿畸形的风险，如丙戊酸钠、托吡酯、赖诺普利和坎地沙坦，孕期应禁用。

2 非药物治疗

在孕期，非药物治疗是更安全的选择。这包括避免可能诱发偏头痛的因素、保持规律的生活方式、定期锻炼、按摩、放松技巧等。多项研究也表明，针灸用于预防性治疗也可显著减轻偏头痛发作频率和程度。

❓019

女性偏头痛患者在哺乳期如何进行预防性治疗？

1 药物治疗

在哺乳期间，药物可能通过母乳传递到婴儿体内，因此应尽量避免使用对婴儿有影响的药物。可以选择一些相对安全的药物，如普萘洛尔，但需在医生指导下使用。若普萘洛尔无效或有禁忌，可考虑使用阿米替林。

2 非药物治疗

与孕期类似，哺乳期间也可以采取非药物治疗方法来预防偏头痛发作，如针灸按摩、保持规律的生活方式、避免诱发因素及放松技巧等。

在孕期和哺乳期，患者应该与医生密切合作，详细讨论治疗选择，并权衡治疗的利弊。对于任何治疗方案，都应该优先考虑保护胎儿或婴儿的健康。

？ 020

偏头痛的其他治疗方法有哪些？

除了偏头痛的急性期治疗、预防性治疗外，偏头痛的治疗方法还包括非药物治疗、神经调节治疗和心理治疗。其中非药物治疗的内涵比较广泛，包括生活方式调整和放松技术。

❶ 生活方式调整：包括规律作息、饮食调整、避免诱发因素（如刺激性食物、酒精、睡眠不足等）。

❷ 放松技术：深呼吸、渐进性肌肉放松、瑜伽、冥想等放松技巧有助于缓解头痛。

其次，神经调节治疗是一种针对神经系统活动进行调节的治疗方法，旨在通过改变神经系统的功能来减轻或管理疾病症状，包括三叉神经刺激、非侵入性迷走神经刺激、经颅磁刺激以及神经调节装置等。

心理治疗在偏头痛的治疗中也有显著的作用，包括认知行为疗法（CBT）、生物反馈、心理支持和情绪管理等。心理治疗在缓解偏头痛症状、减少发作频率和严重程度，以及提高患者生活质量方面发挥着重要作用。对于那些在药物治疗中效果不佳或无法忍受药物不良反应的患者，心理治疗可以作为一种有效的补充治疗方法。

此外，卵圆孔封堵术也可能有一定的作用。然而，关于卵圆孔封堵术对偏头痛的治疗效果目前还存在一些争议。一些研究表明，对于某些特定类型的偏头痛，封堵卵圆孔可能会带来一定程度的改善。但是，目前尚缺乏足够的大规模临床研究来确定这种手术在治疗偏头痛方面的确切效果和适用范围。

第四章
偏头痛的康复

偏头痛患者该如何关注自身的病情?

偏头痛的康复期间是否应该尽可能多地休息?

偏头痛的康复期间应该如何忌口?

情绪会影响偏头痛的康复吗?

减肥有助于偏头痛康复吗?

……

❓001

偏头痛患者该如何关注自身的病情？

偏头痛是一种常见的神经系统疾病，通过记录头痛日记可以帮助患者更好地了解自身的病情，并与医生共同制定有效的治疗方案。头痛日记一般包括以下值得关注的内容（图 4-1）。

1 头痛的发作时间和持续时间

记录每次头痛的发作时间以及头痛的持续时间，包括开始和结束的时间点。若一次偏头痛发作后直至睡眠仍未缓解，则该次头痛的结束时间记作第二天睡眠清醒的时间。若第二天睡眠清醒后头痛仍在发作，则算作第二次头痛发作，将睡眠清醒的时间记作此次头痛的开始时间

2 头痛的强度

用一个简单的评分系统来描述头痛的强度，例如从 1 到 10 分，其中 1 分表示轻微的头痛，10 分表示剧烈的头痛。

3 头痛的位置

描述头痛发生的部位，例如前额、太阳穴、头顶等。如果不会描述具体部位，可以通过画图的形式来记录。

4 头痛的特征

记录头痛的特征，例如跳痛、搏动感、钝痛等，以及是否伴随着其他症状，如恶心、呕吐、光或声敏感等。

5 可能的诱发因素

记录可能导致头痛发作的因素，如受风寒、饮食因素、压力因素、睡眠不足、环境因素等。

6 采取的治疗措施

记录您采取的治疗措施，包括服用的药物、使用的治疗方法（如按摩、休息、冷敷等），以及这些治疗措施的效果。

此外，还可总结近期偏头痛症状的变化，如频率增加、症状加重等。通过记录头痛日记，您可以更清楚地了解自己的头痛模式和可能的诱发因素，为医生提供更准确的信息，以便制定个性化的治疗方案。同时，头痛日记也有助于您更好地管理头痛，提高生活质量。

头痛日记

日期：202__年__月__日　　　　　　　星期_____

天气：晴天□　阴天□　雨雪□　大风□　　　　心情：好□　平常□　差□

1. 今天头痛从什么时候开始的？

____时____分（24 小时制。如果起床时就头痛，则开始时间为起床时间）

2. 您这次头痛的位置在哪儿？前额□　颠顶□　左侧□　右侧□　枕部□
请在图上圈出来

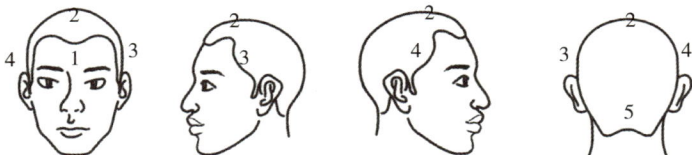

3. 这次头痛是怎样的痛法？胀痛□　　整个头昏昏沉沉的□
一跳一跳的痛□　隐隐的痛□　　针扎似的痛□　闷痛□　其他感觉的头痛□

4. 这次头痛时还有什么不舒服？无□　有□（如果有，请标出具体症状：）

（1）头晕：无□　有□　　（6）流泪：　　　　　无□　有□

（2）恶心：无□　有□　　（7）眼前闪光：　　　无□　有□

（3）呕吐：无□　有□　　（8）看东西不清楚：无□　有□

（4）怕光：无□　有□　　（9）一侧肢体麻木：无□　有□

（5）看东西旋转或天旋地转：无□　有□

5. 这次头痛有原因吗？无□　有□（如果有，请标出具体原因：）

近期工作压力大□　生活劳累□　逛商场或去人群聚集的地方□

生气或着急□　吃 / 喝某种食品（巧克力、冰激凌或咖啡）□

睡眠不好□　睡眠过多□　其他_____

6. 如右图所示，左端 "0" 代表无疼痛，右端 "10" 代表你所能想象到的 "最痛"
的感觉。您为这次头痛的程度打____分。

0　　　　　　　　　　　　　　　　　　　10

7. 这次头痛期间您是否吃了止痛药：否□　是□，若有服用，请继续填写：

您使用的止痛药名称是：_____，剂量是：_____服用后：

无效□，或____小时后头痛程度缓解一半，或____小时后头痛完全缓解。

8. 其他要记录的事情：

_____

_____

9. 到今天晚上睡觉时还有头痛吗？

无□　头痛停止时间：____时____分（24 小时制）

有□

第二天醒来时是否还头痛？

无□　醒来时间为：____时____分（24 小时制）

有□　请填下一页，填写时头痛开始时间为第二天醒来的时间

图 4-1　头痛日记本

❓002

偏头痛的康复期间是否应该尽可能多地休息？

在偏头痛康复期间，休息是很重要的，但并不意味着要尽可能多地休息。适当的休息可以帮助缓解头痛症状，但过度休息可能会导致身体虚弱，影响康复，甚至诱发偏头痛。

在康复期间，建议患者保持规律的作息时间，保证充足的睡眠，有助于调节生物钟，降低头痛的发作频率。同时配合适量的运动，适量的运动可以促进血液循环，缓解身体紧张，有助于预防头痛的发作。避免过度劳累，合理安排工作和生活，避免长时间保持同一姿势或长时间使用电子设备。保持饮食均衡，避免过量摄入含嘌呤、酪胺等物质的食物，如咖啡、巧克力、肝脏等，这些食物可能诱发头痛。尽量避免诱发头痛的因素，如强光、噪音、气味刺激等。

总的来说，康复期间应该保持适度的休息，避免过度劳累，但也要保持适度的活动，保持良好的生活习惯有助于促进康复。如果头痛频繁或症状严重，建议及时就医，接受专业治疗。

? 003

偏头痛的康复期间应该如何忌口？

在偏头痛的康复期间，忌口是一个重要的方面，因为某些食物和饮料可能会触发头痛发作或加重症状。以下是一些在偏头痛康复期间建议忌口的食物和饮料（图4-2）。

❶ 咖啡和茶：含有咖啡因的饮料可能会加重头痛症状，因此建议限制咖啡和茶的摄入量。

❷ 巧克力：含有酪胺的巧克力是头痛的常见诱发因素之一，因此在康复期间最好避免或减少食用巧克力。

❸ 红酒和其他酒精饮料：酒精饮料可能会扩张血管并导致头痛发作，因此在康复期间最好避免饮酒。

❹ 香料和调味料：某些香料和调味料可能会诱发头痛，如味精、亚硝酸盐等，因此在康复期间最好避免食用含有这些成分的食物。

❺ 某些坚果和干果：某些坚果和干果可能含有亚硝酸盐等物质，可能会诱发头痛，因此在康复期间最好限制食用或避免这些食物。

❻ 添加剂、防腐剂以及成分不明的食物：某些添加剂和防腐剂可能会引起头痛，因此建议避免食用加工食品和含有人工添加剂的食物。尽量避免食用成分不明确的食物，以免食用了可能会触发头痛的食材或添加剂。

　　总的来说，忌口偏头痛发作的诱发因素，尤其是咖啡因、酪胺、亚硝酸盐等物质，有助于减少头痛的发作频率和症状的严重程度。但不同患者之间对于食物的反应并不相同，比如有些患者会通过喝茶、喝咖啡来缓解疼痛，而另一些患者在饮用茶和咖啡之后会诱发偏头痛。因此，关注并总结自己对不同食物的反应，才能得知最适合于自己的忌口方案。同时，保持饮食的多样性、均衡和规律，也是偏头痛康复的重要方面。如果有任何疑问或需进一步建议，应咨询医生或营养师。

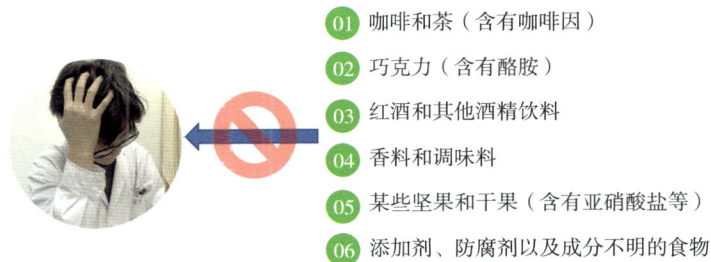

01　咖啡和茶（含有咖啡因）

02　巧克力（含有酪胺）

03　红酒和其他酒精饮料

04　香料和调味料

05　某些坚果和干果（含有亚硝酸盐等）

06　添加剂、防腐剂以及成分不明的食物

图 4-2　偏头痛患者不宜食用的食物

❓004

情绪会影响偏头痛的康复吗？

　　情绪可以影响偏头痛的康复过程。情绪因素，尤其是焦虑、压力、抑郁等负面情绪，被认为是偏头痛发作的常见诱发因素。这些情绪状态可能会导致神经系统的紧张、血管的收缩和扩张，从而诱发或加重偏头痛发作。

在偏头痛康复期间，情绪的管理也是非常重要的一部分。首先，学习有效的压力管理技巧，如深呼吸、渐进性肌肉放松、冥想和正念练习等，有助于降低压力水平。可以培养兴趣爱好，例如书法、唱歌、乐器、旅游等，分散负面情绪，放松心情，疏解压力。此外，保持良好的生活习惯，规律作息、充足睡眠、健康饮食和适度运动都有助于维持情绪的稳定和健康。很重要的是要勇于表达自己的情绪，可以与家人、朋友或心理专家分享自己的感受，寻求支持和理解，这对于缓解负面情绪并提升情绪健康有很大的帮助。当然，避免过度不良刺激也是重中之重，应尽量避免不良的社交关系、嘈杂的环境等不良刺激，以免引起情绪波动。

如果情绪问题严重或持续影响生活质量，建议及时咨询心理专家或心理医生，接受相应的治疗和支持。通过有效管理情绪，可以减少偏头痛发作的频率和严重程度，提升康复的效果。因此，在康复期间，除了注意饮食和生活习惯外，情绪管理也是非常重要的一环。

？005

减肥有助于偏头痛康复吗？

减肥对偏头痛的康复会产生积极影响，尤其是对于那些超重或肥胖的人群。研究表明，肥胖可以增加偏头痛的发作频率，并加重头痛的疼痛程度及致残性。因此，虽然减肥本身并不是治疗偏头痛的方法，但它可以改善一些与偏头痛相关的因素，从而有助于康复。

首先，超重或肥胖会增加身体的负担，尤其是对于关节和肌肉，减肥可以减轻这种负担，从而减少身体的紧张和压力，有助于减少偏头痛的发作。其次，减肥可以降低心血管疾病的风险，包括高血压和高脂血症等，这些因素都与偏头痛的发作有关，通过改善心血管健康，可以降低偏头痛的发作频率和严重程度。此外，脂肪细胞可以分泌一些激素，如炎症介质和雌激素，这些激素可能与偏头痛的发作有关，通过减肥可以调节这些激素的水平，有助于控制偏头痛的症状。最后，超重或肥胖可能导致睡眠质量下降，而睡眠问题是偏头痛的常见诱发因素之一，通过适当运动减肥，可以改善睡眠质量，从而减少偏头痛的发作。

最重要的是，虽然减肥可能对偏头痛康复有益，但是减肥的过程也需要谨慎。建议选择健康的减肥方法，包括良好的饮食习惯和适度的运动，避免极端的节食或过度运动，以免对身体和健康造成不良影响。

?006

练习传统功法有助于偏头痛的康复吗？

中医认为，偏头痛是气血运行不畅、经络阻塞、脏腑功能失调等多种因素引起的。传统功法，如气功、太极拳、瑜伽等，可以调节气血、舒缓经络、增强身体的自我调节能力，从而有助于缓解偏头痛的症状，促进康复，尤其是在缓解与身心紧张相关的偏头痛症状方面。这些传统功法强调身心平衡、气机调和，可以帮助缓解压力、促进血液循环、调整神经系统的功能，从而有助于减少偏头痛的发作频率和严重程度。

? 007

传统功法对偏头痛的康复有哪些好处？

传统功法对偏头痛康复的好处主要体现在以下几个方面。

1 舒缓紧张情绪

传统功法强调放松身心，通过缓慢而流畅的动作和深呼吸来舒缓紧张和焦虑情绪，有助于减轻偏头痛发作。

2 促进血液循环

太极拳、气功等传统功法的动作注重柔和流畅，有助于促进全身的血液循环，改善血液供应，减少偏头痛的发作。

3 调节神经系统功能

传统功法的练习可以平衡神经系统的功能，提高身体的自我调节能力，有助于降低偏头痛的发作频率。

4 改善姿势和体态

正确的姿势和体态是预防和缓解偏头痛的重要因素之一。传统功法的练习可以帮助改善姿势和体态，减少颈部和肩部的紧张，有助于减少偏头痛的发作。

虽然传统功法可能对偏头痛的康复有益，但是在选择和练习时需要注意选择合适的功法和动作，不同的功法适用于不同的人群，需要根据个人的身体状况和健康需求选择合适的练习方式。在锻炼过程中，也要随时注意身体的信号，避免过度用力或不适，及时调整练习强度和方式。如果是初学者，最好在专业指导下学习和练习传统功法，以确保姿势和动作正确。传统功法可以作为康复的一部分，但最好结合其他康复方法，如药物治疗、生活方式调整等，以获得更全面的康复效果。

知识链接

健身气功八段锦

1. 第一式　双手托天理三焦（图4-3）

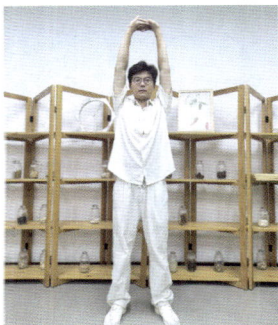

图4-3　八段锦第一式

本式功法锻炼时，通过站立状态下的十指交叉上托至极，使脊柱得以充分伸展，使三焦通畅，气血水谷顺利运行。

2. 第二式　左右开弓似射雕（图 4-4）

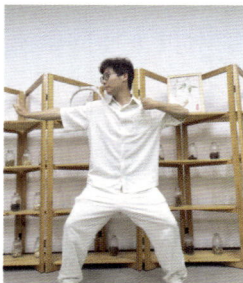

图 4-4　八段锦第二式

本式功法锻炼时，通过马步状态下两手"射雕"样的"左右开弓"，调节机体气机"左升右降"的正常运行。

3. 第三式　调理脾胃须单举（图 4-5）

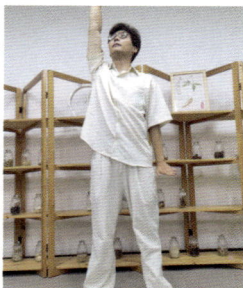

图 4-5　八段锦第三式

本式功法锻炼时，通过站立状态下单手上举、另一只手下按，调节脾胃升降功能。

4. 第四式　五劳七伤往后瞧（图 4-6）

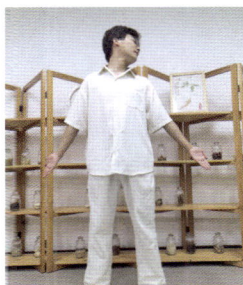

图 4-6　八段锦第四式

本式功法锻炼时，通过站立状态下双手后伸，头分别从两侧"往后瞧"，配合轻微转腰，以达到疏解腰背肌肉紧张、增强肾气的功能。

5. 第五式　摇头摆尾去心火（图 4-7）

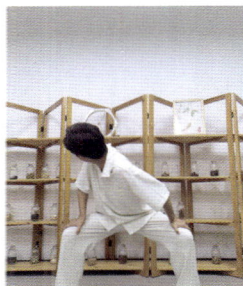

图 4-7　八段锦第五式

本式功法锻炼时，通过马步状态下两手向内扶膝，以腰带颈使头自一侧之极"摆"向另一侧，使心肾相交，水火既济则心火去。

6. 第六式　双手攀足固肾腰（图4-8）

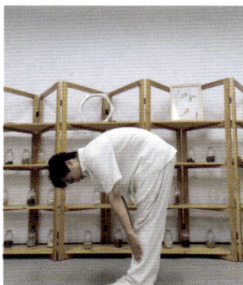

图4-8　八段锦第六式

　　本式功法锻炼时，通过站立状态下双手自腹股沟处沿大腿内侧自上向下抚过，配合身体俯仰运动，以达到强腰健骨益肾的功效。

7. 第七式　攒拳怒目增气力（图4-9）

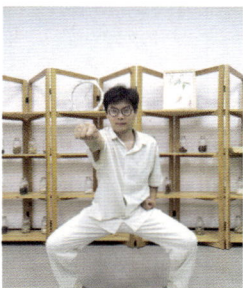

图4-9　八段锦第七式

　　本式功法锻炼时，通过马步下蹲、攒拳交替前冲，配以瞪眼怒目，使周身之"筋"保持紧张，以达到强健筋骨、疏肝解郁之功。

8. 第八式　背后七颠百病消（图 4-10）

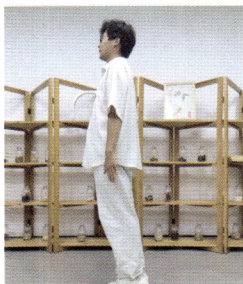

图 4-10　八段锦第八式

本式功法锻炼时，通过站立状态下，双手心护腰两侧，踮脚后放松肌肉使足跟下落，同时配合双手自由摆出，以充分放松身心。

（根据国家体育总局：健身气功八段锦标准版视频）拍照

第五章
偏头痛的预防

偏头痛患者如何减少发作频率？

可以服用哪些中药预防偏头痛发作？

可以选择针灸预防偏头痛发作吗？

可以选择推拿预防偏头痛发作吗？

偏头痛患者推荐食用哪些食物？

……

? 001

偏头痛患者如何减少发作频率?

偏头痛患者在间歇期可以通过一些生活方式管理和药物管理来尽量减少发作频率。以下是一些常见的方法。

1 规律作息时间

保持规律的睡眠时间,避免熬夜和睡眠不足。建立一个良好的睡眠习惯对于减少偏头痛发作的频率和严重程度是很重要的。

2 饮食调整

避免食用可能诱发偏头痛的食物和饮料,如咖啡因、巧克力、红酒、致敏食物等。保持充足的水分摄入,适当补充电解质,也有助于预防偏头痛。

3 减轻压力

学习有效地应对压力和情绪管理技巧,如深呼吸、冥想、瑜伽等。减轻压力可以帮助减少偏头痛的发作频率。

4 避免过度用药

避免频繁使用止痛药或药物治疗,以免引起药物过度使用性头痛,这会导致头痛频率增加。

5 **规律运动**

适度的规律运动可以改善循环系统功能，缓解压力，从而减少偏头痛的发作频率。

6 **应对触发因素**

尽量避免已知的偏头痛诱发因素，如过度亮光、刺激性气味、气候变化等，或者采取相应的应对措施。

值得一提的是，以上方法可能对一些患者有效，但并非所有患者都适用。因此，建议患者根据自身情况选择适合自己的方法，并在必要时寻求医疗专业人士的建议。

? 002

可以服用哪些中药预防偏头痛发作？

偏头痛发作期与缓解期的用药并不完全相同，发作期应当以缓解症状为主，而缓解期则以调整脏腑气血为主。因此中药预防偏头痛更多的是从调整体质的角度进行的。在这里总结了可以偏头痛不同易感体质的方剂、中成药以及代茶饮。

1 **气郁质患者**

肝失疏泄是导致气郁体质的主要原因。情志不畅，气机瘀滞，因此疏肝柔肝、调畅气机是治疗原则，方剂可以选用小柴胡汤、柴胡疏肝散等加减，二者均可疏肝解郁、调畅气机。中成药可以选用逍遥丸。平时可以用山楂、玫瑰花泡水代茶饮。

2 阴虚质患者

阴虚质主要体现在肝肾阴虚方面。阴虚则火旺，易致肝阳上亢，上扰清空。因此治疗原则以养血滋阴、平肝潜阳为主，方剂可选用八珍汤、天麻钩藤饮等加减。中成药可选用六味地黄丸、养血清脑颗粒、正气丸。代茶饮对阴虚体质改善并不明显，但可以服用阿胶或具有滋补肝肾、滋阴养血功效的膏方。

气郁质患者和阴虚质患者均易发生肝阳上亢的情况，表现为平日易头晕、烦躁易怒、夜眠不宁等症状，若兼有唇甲淡白、神疲乏力等血虚症状，可以选用养血清脑颗粒、正天散；若有口唇紫黯、舌下络脉迂曲等症状，可选用天舒胶囊、丹珍头痛胶囊。

3 痰湿质患者

痰湿凝聚是痰湿质的主要特征。水湿聚而不化，凝聚成痰，阻滞中焦升降之枢机，一则使浊阴不降，蒙蔽清窍，二则使清阳不升，清窍失养。因此治疗原则为化湿祛痰、益气健脾。方剂可选用二陈汤、导痰汤、半夏白术天麻汤等加减。中成药可选用头痛宁胶囊、二陈丸等。平时可选用陈皮、麦芽泡水代茶饮。

4 血瘀质患者

瘀血阻滞经络，使经络气血运行不畅，不通则痛。治疗应以活血化瘀为主，方剂可选用四物汤、血府逐瘀汤等。中成药可选用头痛宁胶囊，若兼有痰湿表现，可选用川芎清脑颗粒。平时可以用山楂、玫瑰花、当归粉、三七粉等泡水代茶饮。

需要强调的是，调整体质是一个长期的过程，需要持之以恒地进行，同时要结合个体的实际情况和生活习惯，逐步改善体质，提升身体的健康水平。在进行任何调理之前，最好先咨询中医医生的建议，以确保安全有效。

? 003

可以选择针灸预防偏头痛发作吗？

多项临床研究表明，针灸可能对预防偏头痛发作有一定的效果，可能通过调整人体的气血运行、平衡身体的阴阳、舒缓紧张的肌肉以及改善血液循环等途径发挥作用。一些研究也发现，针灸治疗可能七常规药物治疗具有更持久的效果，并且对于一些患者来说，针灸可能是一种有效的替代治疗方法。针灸预防偏头痛发作，即在偏头痛间歇期进行针灸治疗，在辨证和选穴方面与偏头痛急性期相似，但更侧重于调整机体气血、疏通经络，而非止痛。

此外，埋针、耳针以及穴位贴敷也是可以选择的预防方法。

❶ 埋针是针灸疗法中的一种技术，也称为埋线针灸或留针疗法。在这种疗法中，针灸师将细针插入穴位后将其留在皮肤下一段时间，通常为几天或更长时间，以产生持续的刺激和治疗效果，更适合于偏头痛间歇期的治疗。

❷ 耳针疗法也称为耳穴疗法或耳穴压豆，是一种针灸疗法的形式，专门利用人体耳廓上的特定穴位来治疗包括偏头痛在内的各种疾病和症状，可以选择神门、皮质下、交感、脑点等具有明显压痛的部位。

❸ 穴位贴敷是一种常见的中医疗法，利用特定的药物贴敷在人体穴位上，以达到调理身体、缓解症状的目的。与埋针不同，穴位贴敷选用的是中药外用，不仅能起到刺激穴位的作用，还可以发挥中药的外用功效。

❓ 004

可以选择推拿预防偏头痛发作吗？

目前并没有研究可以证明推拿对偏头痛有预防作用。但推拿可以通过手法的推、拿、揉、捏、点、按等动作，作用于人体的穴位、经络和肌肉组织，刺激经络气血流畅，从而促进身体自我调节和自我修复能力，达到治疗疾病、保健养生的效果。因此，推拿可能存在着对偏头痛的预防作用。其作用可能表现在以下几个方面

1 缓解压力和焦虑

推拿按摩的舒适感和放松效果有助于缓解精神压力和焦虑情绪，减少因精神紧张而引发的偏头痛。

2 促进血液循环

推拿按摩可以促进头部和颈部的血液循环，改善血液供应，减少头部血管痉挛和扩张，有助于预防偏头痛的发作。

3 缓解肌肉紧张

偏头痛可能与颈部、肩部等位置的肌肉紧张有关，通过推拿按摩可以放松肌肉，舒缓肌肉紧张，减少头痛的发作频率和强度。

4 提高免疫力

推拿按摩可以刺激体表的神经末梢和穴位，调节免疫系统功能，提高身体的抵抗力，减少外界因素对偏头痛的诱发作用。

？005

偏头痛患者推荐食用哪些食物？

偏头痛患者可以通过饮食来调节，有些食物可以帮助减轻偏头痛的发作频率和严重程度。以下是一些推荐的食物。

1 高镁食物

摄入足够的镁可以有助于减轻偏头痛症状。例如，绿叶蔬菜（菠菜、羽衣甘蓝）、坚果（杏仁、核桃）、豆类（黑豆、扁豆）等都是富含镁的食物。

2 高纤维食物

增加纤维摄入有助于稳定血糖水平和消化系统，减少偏头痛的发作。推荐摄入全谷类（燕麦、全麦面包）、水果（苹果、香蕉）和蔬菜（胡萝卜、芹菜）等高纤维食物。

3 低酪胺食物

酪胺是一种可能导致偏头痛的物质，因此建议减少或避免摄入富含酪胺的食物，如奶酪、巧克力、酒精饮料、腌制肉类等。

4 足够的水分

保持身体充足的水分摄入有助于防止脱水，也有助于减轻偏头痛症状。建议每天饮用足够的水或其他无糖饮料。

5 ω-3 脂肪酸

摄入富含 ω-3 脂肪酸的食物，如鱼类（三文鱼、鳕鱼）、亚麻籽、核桃等，有助于减轻炎症反应和缓解偏头痛。

6 少量咖啡因

咖啡因可以缓解轻至中度的偏头痛，但过量摄入咖啡因可能会导致反弹性头痛。因此，建议适量摄入含有咖啡因的食物或饮料，如咖啡、茶或可可。

　　需要注意的是，饮食调节对于每个人的情况可能会有所不同，建议根据个体情况选择适合自己的饮食方案，并在医生的指导下进行调整。同时，避免长时间空腹、规律作息、避免过度劳累和情绪紧张等也是预防偏头痛的重要措施之一。

❓006

偏头痛患者应该选用哪些烹饪方式？

　　偏头痛患者在选择烹饪方式时，最好选择能够保留食物营养并减少添加物的烹饪方法。以下是一些推荐的烹饪方式。

❶ 蒸：蒸是一种保留食物营养的烹饪方式，可以保持食物的原味和营养成分，同时不添加额外的油脂。

❷ 煮：将食物煮熟是一种简单又健康的烹饪方式，可以保留食物的营养，并且不需要额外的油脂。

❸ 烤：烤是一种相对健康的烹饪方式，可以使食物表面焦香，保留食物的营养，同时也不需要额外的油脂。

❹ 炖煮：炖煮是将食材与水或汤一起慢慢炖煮的方法，可以使食物更加鲜嫩，同时保留营养。

❺ 凉拌：凉拌是一种简单又健康的烹饪方式，适合蔬菜和豆类等食材，可以保留食物的原味和营养。

❻ 少油炒：如果选择炒菜，建议尽量减少使用油脂，选

择健康的植物油如橄榄油或菜籽油，并控制烹饪时间，避免过度烹炒。

❼ 少腌制品：腌制食品中含有大量亚硝酸盐，而亚硝酸盐有扩血管作用，可诱发或加重偏头痛。

总的来说，偏头痛患者应该选择清淡、健康的烹饪方式，尽量避免油腻、油炸和加工食品，以减少可能诱发头痛的因素。同时，饮食上的调整应结合个人情况和医生的建议，制定合适的饮食计划。

? 007

偏头痛患者需要低脂饮食吗？

低脂饮食对偏头痛有一定的益处，尤其是对于那些发现高脂食物可能诱发或加重偏头痛发作的人。虽然研究结果不一，但一些研究表明，高脂肪含量的食物（如炸物、肥肉、奶制品等）可能与偏头痛的发生和发作频率有一定关联。

高脂肪饮食可能通过多种机制诱发或加重偏头痛。

❶ 血管收缩：高脂肪饮食可能导致血管收缩，增加血液在头部血管内的压力，从而加重头痛。

❷ 炎症反应：高脂肪饮食可能引起身体炎症反应，进而影响神经系统的稳定性，可能与偏头痛有关。

❸ 血糖水平：高脂肪饮食可能导致血糖水平波动，这也与偏头痛的发生和加重有关。

然而，并非所有的脂肪都是有害的，还有一些健康的脂肪来源，如富含不饱和脂肪的橄榄油、鱼油、坚果和种子等。优质脂肪不仅可能对偏头痛有益，还有助于维持整体健康和稳定血糖水平。

因此，建议偏头痛患者在饮食上保持均衡，适度控制高脂肪食物的摄入，并优先选择健康的脂肪来源。总而言之，采取低脂饮食可能有助于减少偏头痛的发生和发作频率。不过，每个人的情况都不同，有些人可能对脂肪的摄入并不敏感。因此，最好在专业医生或营养师的指导下，根据自己的情况制定合适的饮食计划。

❓008

偏头痛患者在食用水果时须注意什么？

对于大多数偏头痛患者来说，水果是安全且有益的食物选择。水果含有丰富的维生素、矿物质和天然抗氧化剂，对于维持整体健康和免疫功能至关重要。然而，有些人可能对某些水果中的特定成分敏感，这可能会引发或加重偏头痛。

1 避免特定的触发物质

有些偏头痛患者可能对某些水果中的酸性物质或特定化学物质敏感。例如，柑橘类水果（如橙子、柠檬、柚子）可能会触发偏头痛。如果发现某种水果在某些情况下引发了头痛，最好避免食用它们。

2 保持适量摄入

尽管水果富含营养，过量摄入也可能会导致问题。一些水果含有较高的天然糖分，如香蕉和葡萄，过量摄入可能会影响血糖水平，并在某些人身上引发偏头痛。

3 注意控制糖分摄入

一些加工水果制品可能含有大量添加糖，例如果汁、果酱或果冻。过多摄入添加糖可能会导致血糖波动，从而引发或加重偏头痛。

总的来说，大多数偏头痛患者可以安全地享用各种水果，尤其是那些未被识别为个人头痛触发物的水果。然而，如果你对特定水果或水果制品有反应，最好避免或限制其摄入，并在饮食方面寻求个人医生或营养师的建议。

❓009

偏头痛患者在洗头时应该注意什么？

洗头时，为了减轻头痛的发作或不适感，偏头痛患者应注意以下这几点事项。

1 水温和水压

使用适宜的水温和水压。水温不宜过热，最好是舒适温暖的水，过热的水可能会刺激头皮和血管，导致头痛加剧。水压也不宜过大，过大的水压可能会加重头皮的紧张和不适感。

2 温和的洗发动作

在洗头时，尽量采用轻柔、温和的动作。避免过于强劲的摩擦或拉扯头发，这可能会刺激头皮和头发根部，引发或加重头痛。

3 选择温和的洗发产品

选择温和、低刺激性的洗发产品，尽量避免含有强烈香味或化学成分的产品，这些成分可能会刺激头皮和鼻黏膜，加重头痛症状。

❓010

偏头痛患者在洗头后应该注意什么？

在洗头后，为了减轻头痛的发作或不适感，偏头痛患者应注意以下这几点事项。

1 头发干燥方式

在头发干燥过程中，尽量避免使用高温热风吹头发，因为过热的气流可能刺激头皮和血管，加重头痛。最好选择温度适中的吹风模式，或者自然风干头发。

2 避免紧绷发型

在头发干燥后及日常生活中，应避免将头发束起或盘起，尤其是避免采用紧绷的发型，这可能会增加头皮和头部的紧张感，加重头痛。

3 放松头部肌肉

洗完头后可以进行放松活动，如深呼吸、伸展运动或轻柔的颈部按摩，也可以采取梳头、按揉头皮等方式，有助于放松紧张的头部肌肉，缓解头痛症状。

知识链接

葶苈子洗头操作

葶苈子外用治疗头痛有诸多文献记载，在临床上也多有应用。在唐代医学家孙思邈编撰的中医典籍《千金翼方》中记载："治头风，捣葶苈子，末以汤淋取汁，洗头良。又主头风沐头。"在明代中医书籍《普济方》也有类似记载："治头风，上捣葶苈子，以汤淋取汁洗头上，三四度即愈。"

头风，即头痛，但与头痛有程度上的区别。《医林绳墨·头痛》曰："浅而近者，名曰头痛；深而远者，名曰头风。头痛猝然而至，易于解散也；头风作止不常，愈后触感复发也。"

具体操作：蔓荆子 60g，用布包装，煮水 30 分钟。用蔓荆子煮汤水湿润头皮，并用布包揉搓头皮 10 分钟左右，最后冲洗头发。在干燥头发时，应先擦干，待到水分较少时，改用吹风机常温风吹干。不宜接触凉风，注意不要湿发入睡。

?011

偏头痛患者是否应该戒烟、戒酒？

对于偏头痛患者来说，戒烟和戒酒是非常重要的，因为烟草和酒精都是常见的偏头痛诱发因素。

❶ 吸烟可能会导致血管收缩和炎症反应，这些都是偏头痛发作的可能诱因。烟草中的尼古丁也可能对中枢神经系统产生负面影响，增加偏头痛的风险。

❷ 酒精可以扩张血管，从而增加偏头痛的发作频率和严重程度。此外，酒精还可能导致脱水，这也是偏头痛的一个常见诱因。

因此，戒烟、戒酒对于偏头痛的康复和预防均有一定的益处。

虽然戒烟和戒酒对偏头痛患者有益，但这可能是一项具有挑战性的任务。因此，患者可能需要逐步减少烟草和酒精的摄入量，并寻求支持和帮助，以帮助他们成功地戒烟和戒酒。

此外，如果患者发现戒烟或戒酒后偏头痛症状有所改善，那么这也可能是一个额外的激励，鼓励他们坚持这种健康生活方式。最重要的是，患者应该在戒烟或戒酒的过程中密切关注自己的身体反应，并在必要时寻求医疗专业人士的建议和支持。

❓012

偏头痛患者应该尽量避开空调或风扇吗？

对于某些偏头痛患者来说，空调或风扇可能是诱发偏头痛的因素之一。这可能与空调或风扇产生的气流直接刺激面部或头部，以及空调室内温度变化过大引起的身体反应有关。然而，并非所有偏头痛患者都对空调或风扇敏感，这取决于个体的情况。吹风受寒可能引起偏头痛的原因有几个方面。

❶ 血管收缩和扩张：当头部暴露在冷风中时，周围的血管可能会收缩，然后突然扩张，这种血管的收缩和扩张变化可能会刺激神经，导致偏头痛发作。

❷ 神经刺激：寒冷的风吹到头部可能刺激头皮和面部的

神经末梢，这种刺激可能会传导到大脑，引发偏头痛。

❸ 肌肉紧张：在受寒的情况下，肌肉可能会因为寒冷而紧张，特别是颈部和肩部的肌肉。肌肉紧张是偏头痛的常见诱因之一。

❹ 血液循环问题：受寒后，全身的血液循环可能会发生变化，包括头部的血液供应也可能受到影响，这种血液循环问题可能会诱发偏头痛。

风邪与寒邪可以诱发或加重偏头痛的发作。因此，当头部暴露在寒冷的风中时，上述因素的综合作用可能导致偏头痛的发作。为了预防这种情况，可以采取如戴帽子、戴围巾等保暖措施，避免直接暴露在寒冷的风中，保持头部和颈部的温暖，以减少受寒引起偏头痛的可能性。

参考文献

［1］Ashina Messoudetal．Migraine：epidemiology and systems of care［J］．The Lancet，2021，397（10283）：1485-1495．

［2］Borkum JM．The migraine attackasa homeostatic，neuroprotective response to brain oxidative stress：preliminary evidencefora theory［J］．Headache，2017（160）：2017．

［3］赵进喜，李继安．中医内科学实用新教程［M］．北京：中国中医药出版社，2018．

［4］中华中医药学会．中医体质分类与判定［J］．世界中西医结合杂志，2009，4（4）：303-304．

［5］周丽艳，褚晓彦，陶善平，等．穴位埋线配合耳穴贴压治疗脾胃不和型失眠症的临床研究［J］．中国针灸，2017，37（9）：947-950．

［6］梁繁荣，王华．全国中医药行业高等教育十四五规划教材 针灸学［M］．新世纪第5版．北京：中国中医药出版社，2021．

［7］贾建平，陈生弟．神经病学［M］．北京：人民卫生出版社，2018．

［8］霍俊艳，傅瑜．卵圆孔未闭相关的偏头痛研究进展［J］．中国神经精神疾病杂志，2020，46（7）：437-440．

［9］张春兰，谢丽媛，孟驰．中医体质与偏头痛相关性分析［J］．河南中医，2021，41（1）：111-115．

［10］赵吉平，李瑛．针灸学［M］．北京：人民卫生出版社，2017．

［11］周楣声．针灸穴名释义［M］．合肥：安徽科学技术出版社，1985．